高等职业教育"十四五"药品类专业系列教材

高等职业教育校企合作开发新形态教材

药品检验综合实训

丁晓红　邹小丽　**主编**
李振兴　宋　莹　王迪敏　**副主编**
张美荣　刘传玲　**主审**

化学工业出版社

·北京·

内容简介

《药品检验综合实训》为校企合作开发的"工作手册式"教材。全书以药品检验工作岗位为主线,以学生能胜任每个岗位工作所必需的知识、能力和素质需求为目标设置了7个项目,分别是取样-分样-留样、原料药检验、片剂检验、胶囊剂检验、注射剂检验、辅料检验及洁净室(区)环境监测,覆盖药品检验所有常规项目、检测技术与检测手段。每个项目按照药品检验流程,配备标准操作视频、检验记录、检验报告、技能考核等与真实岗位工作相匹配的教学资源,便于实施课前课后、线上线下混合式教学,提升学生综合检验技能、遵守检验标准和掌握药品全检项目、检验流程设计、检验准备、检验结果判断的综合能力。

本书紧贴岗位工作实际,既有操作也有理论,可作为高职高专制药技术类、药学类专业学生的实训用书,也可作为相关专业教学参考用书。

图书在版编目(CIP)数据

药品检验综合实训/丁晓红,邹小丽主编. —北京:化学工业出版社,2023.8(2025.5重印)

ISBN 978-7-122-43489-0

Ⅰ.①药… Ⅱ.①丁…②邹… Ⅲ.①药品检定-教材 Ⅳ.①R927.1

中国国家版本馆 CIP 数据核字(2023)第 086993 号

责任编辑:蔡洪伟　　　　　　　文字编辑:李　瑾
责任校对:刘曦阳　　　　　　　装帧设计:关　飞

出版发行:化学工业出版社
　　　　　(北京市东城区青年湖南街13号　邮政编码100011)
印　　装:河北延风印务有限公司
787mm×1092mm　1/16　印张 13½　字数 296 千字
2025 年 5 月北京第 1 版第 2 次印刷

购书咨询:010-64518888　　　　售后服务:010-64518899
网　　址:http://www.cip.com.cn
凡购买本书,如有缺损质量问题,本社销售中心负责调换。

定　　价:40.00元　　　　　　　　版权所有　违者必究

编写人员名单

主　　编： 丁晓红　邹小丽

副 主 编： 李振兴　宋　莹　王迪敏

编写人员： （以姓氏笔画为序）

　　　　　　丁晓红　山东药品食品职业学院
　　　　　　王迪敏　山东药品食品职业学院
　　　　　　王艳红　山东药品食品职业学院
　　　　　　李振兴　山东药品食品职业学院
　　　　　　邹小丽　山东药品食品职业学院
　　　　　　宋　莹　山东药品食品职业学院
　　　　　　封美慧　山东药品食品职业学院
　　　　　　程　珂　山东新华制药股份有限公司

主　　审： 张美荣　山东新华制药股份有限公司
　　　　　　刘传玲　威海市食品药品检验检测研究院

前言

为全面落实《国家职业教育改革实施方案》中关于"建设一大批校企'双元'合作开发的国家规划教材、倡导使用新型活页式、工作手册式教材"的要求，以教材建设助力"三教"改革，提升人才培养质量，我们组织行企一线专家与岗位技术人员和学校教师共同编写本教材。

《药品检验综合实训》为山东药品食品职业学院与新华制药股份有限公司共同开发的"工作手册式"教材。全书以药品检验工作岗位为主线，以学生能胜任每个岗位工作所必需的知识、能力和素质需求为目标设置了取样-分样-留样、原料药检验、片剂检验、胶囊剂检验、注射剂检验、辅料检验及洁净室（区）环境监测 7 个项目，覆盖药品检验所有常规项目、检测技术与检测手段。本书紧贴岗位工作实际，既有操作也有理论，可作为高职高专制药技术类、药学类专业学生的实训用书，也可作为相关专业教学参考用书。

本教材的编写具有以下特色：

1. 以培养学生严格遵守检验标准、能独立按照检验标准进行药品全检为目标，每个实训项目按照对应药品的知识储备、质量标准、检验项目、质量指标、检验流程、检验准备、操作过程和结果判断等部分进行学习和训练，培养学生具备药品综合检验的思维和掌握工作程序。

2. 本书增设了洁净室（区）环境监测和取样、分样、留样部分，并且由企业提供真实的操作环境和工作过程视频，弥补了学校实训资源的不足不真，填补了该课程长期项目不完善的空白，有利于提升学生的综合检验技能。

3. 本书每一个检验任务均配备标准操作视频、检验记录、检验报告、技能考核等与真实岗位工作相匹配的教学资源，便于实施课前课后、线上线下混合式教学。

4. 本书设置了"知识储备"栏目，体现了"知技并重"的理念，训练学生不仅要做好，还要知道为什么要这样做，有利于培养学生解决问题的能力。

本书共分 7 个项目，项目一由封美慧、程珂编写；项目二由李振兴编写；项目三由丁晓红编写；项目四由王迪敏编写；项目五由邹小丽编写；项目六由王艳红编写；项目七由宋莹编写；全书由邹小丽统稿，素材由新华制药股份有限公司各岗位协助提供。

本书由山东新华制药质量控制部经理张美荣和威海市食品药品检验检测研究院刘传玲主任担任主审，从行企不同角度提出了很多宝贵意见。教材在编写过程中得到山东新华制药、威海市食品药品检验检测研究院等多位专家的指导和大力帮助，在此一并表示感谢。

由于编者水平有限，教材中难免存在不足之处，敬请各位读者和同仁给予批评指正。

编　者
2023 年 4 月

目录

项目一　取样、分样与留样　/ 001

项目概述　/ 001
任务 1-1　取样　/ 002
任务 1-2　分样　/ 009
任务 1-3　留样　/ 013
项目考核　/ 017

项目二　吡喹酮原料药检验　/ 021

项目概述　/ 021
任务 2-1　性状检查　/ 024
任务 2-2　紫外鉴别　/ 025
任务 2-3　红外鉴别　/ 027
任务 2-4　酸度检查　/ 028
任务 2-5　干燥失重检查　/ 029
任务 2-6　熔点测定　/ 031
任务 2-7　炽灼残渣检查　/ 032
任务 2-8　重金属检查　/ 034
任务 2-9　有关物质检查　/ 035
任务 2-10　含量测定　/ 037
任务 2-11　微生物限度检查　/ 040
项目考核　/ 043

项目三　维生素 C 片检验　/ 047

项目概述　/ 047
任务 3-1　性状检查　/ 050
任务 3-2　重量差异检查　/ 052
任务 3-3　化学鉴别　/ 053
任务 3-4　薄层鉴别　/ 054
任务 3-5　溶液颜色检查　/ 056
任务 3-6　崩解时限检查　/ 057
任务 3-7　含量测定　/ 059
任务 3-8　微生物限度检查　/ 061
任务 3-9　控制菌的检查　/ 063
项目考核　/ 065

项目四　甲硝唑胶囊检验　/ 069

项目概述　/ 069
任务 4-1　性状检查　/ 072
任务 4-2　装量差异检查　/ 073
任务 4-3　化学鉴别　/ 074
任务 4-4　含量测定　/ 076
任务 4-5　高效液相色谱鉴别　/ 079
任务 4-6　溶出度检查　/ 079
任务 4-7　微生物限度检查　/ 082
项目考核　/ 082

项目五　葡萄糖注射液检验　/　086

项目概述　/　086
任务 5-1　性状检查　/　090
任务 5-2　可见异物检查　/　090
任务 5-3　最低装量检查　/　092
任务 5-4　化学鉴别　/　093
任务 5-5　pH 值测定　/　094
任务 5-6　5-羟甲基糠醛检查　/　096
任务 5-7　重金属检查　/　097
任务 5-8　不溶性微粒检查　/　098
任务 5-9　渗透压摩尔浓度测定　/　101
任务 5-10　含量测定　/　102
任务 5-11　细菌内毒素检查　/　105
任务 5-12　无菌检查　/　108
项目考核　/　110

项目六　洁净室（区）环境监测　/　115

项目概述　/　115
任务 6-1　洁净室（区）沉降菌检测　/　117
任务 6-2　洁净室（区）浮游菌检测　/　121
任务 6-3　洁净室（区）悬浮粒子监测　/　122
项目考核　/　125

项目七　蔗糖检验　/　128

项目概述　/　128
任务 7-1　性状检查　/　131
任务 7-2　鉴别　/　132
任务 7-3　溶液颜色检查　/　133
任务 7-4　硫酸盐检查　/　134
任务 7-5　还原糖检查　/　135
任务 7-6　炽灼残渣检查　/　137
任务 7-7　钙盐检查　/　138
任务 7-8　重金属检查　/　139
任务 5-9　微生物限度检查　/　140
项目考核　/　140

附件　检验记录与检验报告　/　143

附件 1-1　原、辅料取样记录　/　143
附件 1-2　成品取样记录　/　145
附件 1-3　外包材取样记录　/　147
附件 1-4　内包材取样记录　/　149
附件 1-5　成品（铝塑板）取样记录　/　151
附件 1-6　制剂原辅料样品及记录收发台账　/　153
附件 1-7　制剂样品及记录收发台账　/　155
附件 1-8　包装材料样品及记录收发台账　/　157
附件 1-9　留样记录　/　159
附件 1-10　留样观察记录台账　/　161
附件 1-11　留样样品销毁记录　/　163
附件 1-12　取样证、留样证　/　165
附件 2-1　原料药检验记录　/　167
附件 2-2　原料药检验报告　/　173
附件 3-1　片剂检验记录　/　175
附件 3-2　片剂检验报告　/　177
附件 4-1　胶囊剂检验记录　/　179
附件 4-2　胶囊剂检验报告　/　183
附件 5-1　注射液检验记录　/　185

附件 5-2 注射液细菌内毒素检验记录 / 189	附件 6-2 浮游菌测试记录 / 197
附件 5-3 注射液无菌检验记录 / 191	附件 6-3 悬浮粒子测试记录 / 199
附件 5-4 注射液检验报告 / 193	附件 7-1 辅料检验记录 / 201
附件 6-1 沉降菌测试记录 / 195	附件 7-2 辅料检验报告 / 203

项目考核答案 / 205

参考文献 / 207

项目一　取样、分样与留样

[岗位职责]

(1) 负责对进厂所有物料按物料取样标准操作规程进行取样，物料及时送于质量控制部（QC）进行检验，包装材料按质量内控标准进行检验，如发现问题应及时上报。

(2) 负责物料、中间产品、成品检验报告单的及时分送。

(3) 负责取样室、留样室的管理及清洁卫生。

(4) 制定留样观察制度，严格按留样观察操作规程进行留样、存放和复检工作。

(5) 认真填写留样观察记录，每月向 QC 主管提出本月留样检测批次和项目。

(6) 对复检过程中发现的异常情况及时向部门负责人及有关领导书面汇报。

(7) 留样期满前一个月，填写留样样品处理表，并按规定的方法将其妥善处理。

[工作环境]

取样间、生产现场、样品室、留样室。

[工作要求]

1. 知识目标

掌握取样、分样、留样的相关规定和取样、分样、留样记录的书写要求。

2. 能力目标

能规范进行取样、分样、留样操作，完成取样、分样、留样任务。

3. 素质目标

具备严谨的工作作风和精益求精的基本素质。

项目概述

取样是药品检验工作的重要步骤，通过抽取少量的药品就可以代表整批药品的质量，取样时应考虑取样的科学性、真实性和代表性。取样人员按取样计划一次性取样后，按该计划进行分样，并在取样标签上注明"实验样"或"留样"。分样后，取样人员将实验样品和化验申请单等送化验室。将留样样品送入留样观察室，并在专门记录本上进行留样入库登记。在取样、分样和留样的过程中，每个环节均应详细地作好记录。

任务 1-1 取样

一、知识储备

（一）术语

1. 简单随机取样

从样本单元个数为 N 的总体中不放回地抽取容量为 n 的样本，如果每一次抽取时总体中的各个个体均有相同的可能性被抽到，这种抽样方法叫作简单随机抽样（简单随机抽样可以用以下逐个抽取单元的方法进行：第一个样本单元从总体中所有 N 个取样单元中随机抽取，第二个样本单元从剩余的 $N-1$ 个取样单元中随机抽取，以此类推）。

2. 样品

取自一个批并且提供有关该批的信息的一个或一组物料或产品。

3. 具有代表性的样品

根据一个取样方案，该方案可以确保抽取的样品按比例地代表同一批次总体的不同部分或一个非均匀样品总体的不同属性，这样的样品就是具有代表性的样品。

4. 密闭

系指将容器密闭，以防止尘土及异物进入。

5. 密封

系指将容器密封以防止风化、吸潮、挥发或异物进入。

（二）取样原则

取样基本原则为科学性、规范性、合法性、公正性和代表性。

取样是药品检验的第一项工作，操作过程应科学合理，程序应规范、有序，应符合《中华人民共和国药品管理法》《中华人民共和国药品管理法实施条例》《药品质量抽查检验管理办法》等法律法规和规范性文件的要求，在此过程中，取样人员应不徇私情、客观公正，抽取的样品应能够较真实地反映药品实际质量状况。

（三）取样通则

第一，请验时，请验者必须按请验单内容逐项填写清楚。取样者按请验单内容认真与实物核对，并检查包装是否完好、正确无误后则按标准进行取样；取样过程中若有异常情况，如发现有包装破损、受潮、外观不一致等同一批质量不均一的情况，应及时向制剂质量检验部领导汇报，并分别取样，按质量最差的下结论。

第二，取样操作要保证样品的代表性，一般采用简单随机取样原则。在取样时还要结合具体情况，固体包装物料要选取不同摆放位置，液体要选取上中下不同液层。对于制剂成品，还要关注在生产过程中的偏差和风险，抽取可能存在缺陷的产品进行检验，如固体制剂产品要选取生产过程前中后不同时段的样品、液体制剂要选取灭菌锅不同位置的样品等。

第三，注重取样标识清楚。所取样品应根据其物理化学性质装入适宜的容器中，密闭并贴上取样证，取样证的内容包括：品名、批号、取样日期、取样人等；取样后应在所取物料（进厂原辅料、包装材料）的包装上喷印取样标识，取样标识内容包括取样人、取样日期等，成品应在待检卡上签名及写上日期。

第四，取样过程应避免对物料和抽取的样品造成污染或交叉污染。取样时，应使用清洁干燥的取样工具和容器，每一种物料对应一个取样工具；取样过程中要注意取样工具和容器不被其他物质所污染；对取样后的物料应将包装复原。

对于聚乙烯（PE）包装、编织袋包装的样品（如包装材料的丁基胶塞，辅料的羟丙基纤维素，原料药的氢氯噻嗪等）内包装应尽可能倒扎口密封。

对于纸袋的包装形式（如进口的辅料硬脂酸镁、乳糖等）应尽可能将开口处密封，可以使用胶带密封，也可以使用PE袋将取样口密封后使用扎口条扎紧。

对于液体物料应将盛装物料的桶或瓶拧紧，防止液体物料挥发或泄漏。

外包装恢复时，桶装的包装应将桶盖盖紧，如果可以加防盗扣应加防盗扣；纸箱装的物料应在纸箱开口处使用胶带密封；纸袋或编织袋装的物料，应在开口处使用扎口条或者胶带密封。

取出样品应及时封口；取样结束后应检查取样用具是否齐全，防止遗漏在物料包装内；一般情况下所取样品不得重新放回物料的原容器中。

第五，取样应建立取样记录。取样人应认真逐项填写，取样记录内容包括：品名、批号、批量（包装件数×规格）或进厂数量、取样件数、取样量、留样量、检验用量、取样日期、取样人等内容。

（四）取样工具及容器

1. 取样工具

（1）中间体（固体）　用长柄宽头的不锈钢取样勺或不锈钢探子（取样钎）取样。

（2）中间体（液体）　用干净玻璃容器或干燥、干净的不锈钢小桶直接取样。

（3）片剂和胶囊剂　用长柄宽头的不锈钢取样勺取样。

（4）制剂原辅料（固体）　用长柄宽头的不锈钢取样勺或不锈钢取样钎或取样器取样。

（5）制剂原辅料（液体）　用干净、干燥的玻璃取样管取样。

2. 取样容器

所取样品应根据其物理化学性质装入适宜的容器中，固体装入干净的塑料袋、灭菌玻璃瓶或无菌取样罐中，液体装入干净干燥的取样瓶中，特殊产品另作规定。

3. 取样工具及容器的使用、清洁、保存

（1）取样工具　每取一种样品用一个干净取样工具，取完样品的取样工具必须用纯化水刷洗干净，再干燥除水，保证干燥、干净。必要时可用酒精或合适的有机溶剂洗涤干净后，再用纯化水冲洗干净，干燥后放在专用洁净橱中清楚标识状态，备用。

（2）取菌检及热原或内毒素检验样品的取样工具及容器　必须符合无菌、无热原、无内毒素要求。取菌检样品的取样工具及容器，取样前必须在160～170℃烘箱内干热灭菌2小时以上才能使用；取热原或内毒素检验样品的取样工具及容器，必须在180℃烘箱内干热灭菌2小时或250℃干热灭菌45分钟以上，除去热原或内毒素后才能使用。

（3）液体取样瓶　取样所需的取样瓶必须按下述清洗程序清洗干净：首先用自来水将取样瓶冲洗3遍；再用纯化水冲洗取样瓶3次，把洗好的取样瓶倒放于瓶架上，干燥后，清楚标识状态，放在专用洁净橱中备用。

（4）塑料袋　取样用的塑料袋，必须保证干净、无尘，捆扎好保存。

取样前，取样人应检查取样用工具与容器是否完整、清洁并符合上述要求，如有异常不得使用。

（五）取样比例（取样件数）

1. 可计件的、均匀的制剂原辅料、中间体

假设某批待取样物料的总件数为 n，则取样比例为：

（1）当 $n \leqslant 3$ 件时，逐件取样；

（2）当 $3 < n \leqslant 300$ 件时，取样数为 $\sqrt{n}+1$ 件；

（3）当 $n > 300$ 件时，取样数为 $\sqrt{n}/2+1$ 件。

计算所得数值的非零小数一律进位。

2. 包装材料

卷抽状态的包装材料，如聚氯乙烯（PVC）硬片、复合膜、铝箔、铝箔包裹纸等，逐批由生产厂家提供取样单元，取样单元内样品应包含本批生产的前、中、后部位，由制剂质量检验部取样人员对取样单元进行取样，同时取样人员对每批包装材料随机抽取1件，混合两次所取样品进行检验；其他内包装材料（简称内包材）、外包装材料的取样比例按可计件的、均匀的制剂原辅料、中间体的取样比例执行。取样件数有特殊规定的，按有关规定执行。

3. 制剂产品

按照各制剂取样方法项下进行取样。

（六）取样量

1. 原辅料

除另有规定外，一般约为至少3倍化验量，将样品混合后，取出约2倍化验量的样品置于另一容器中作为批留样，剩余1倍量的样品作检验用。

2. 制剂成品

除另有规定外，一般为至少 2 倍化验量，在样品混合均匀后，取出约 1 倍化验量的样品置于另一容器中作为备查留样，剩余 1 倍量的样品作检验用。

3. 每件取样量

根据规定取样量和应取样件数，计算得到从每件取样包装中应取的量，即每件取样量。实际取样时每件取样量应有量的控制，应与规定的每件取样量基本一致。从每一个取样包装中所取样品的量也应基本一致，方可将从每件取样包装中取出的样品放入同一容器中进行混合处理。

二、原料药与辅料取样

（一）取样准备

质量保证部（QA）接到请验单后，由质量保证部经授权的 QA 人员根据请验单内容，填好取样证，准备已清洁的取样器具（如不锈钢取样勺、玻璃取样管、洁净塑料袋、取样瓶、标签、手套等），到相应的物料仓库取样。

取样前，应进行现场核对，检查来料是否有待验标志，包装是否完好，然后核对品名、批号、规格、产地等是否与请验单相符，若有误，及时向请验人员提出更改或更换请验单。

取样时，取样员应作外观检查，有无异常情况，如装料容器、物料标记和物料本身的情况均应记录。取样应在取样车进行取样，防止在取样时对物料造成污染。

（二）取样方法

1. 一般原辅料取样

取样前擦拭干净外包装，置于取样间内进行取样；固体类于每件包装的封口处打开，用不锈钢勺或取样器取样；液体类打开桶盖，用长玻璃管匀速地自上而下插入到液面下直至近底部，使玻璃管内均匀注入不同液层的液体物料。取样后恢复原包装及密封，并在所有取样件的外包装上喷印取样信息。

取样间的使用应有记录，按顺序记录所取样的所有物料，记录的内容应包括取样日期、品名、批号、取样人、清洁状态等。

2. 精麻毒品原辅料取样

取样人员在进行进厂精麻毒品的取样时，按照以下流程进行：

（1）通知保卫处相关负责人，在保卫处一名负责人、制剂生产部两名保管员的监督下进行取样。

（2）取样人员根据进厂物料的情况，依据可计件的、均匀的制剂原辅料、中间体的取样比例确定取样单元数量，由制剂生产部人员将确定好的取样单元放置到取样车内进行取样。

（3）取样人员逐桶进行取样，同时对所取的样品进行登记，及时填写"进厂精麻毒品取样记录"，内容包括品名、进厂编号、取样件数、取样量（包括皮重、毛重、净重)、取样日期、取样人、复核人等信息。

(4) 取样数量为 3 倍检验量 (1 倍用于检验，2 倍用于留样备查)，待取样完毕后，将所有单元的样品混合后，取样人员从混合好的样品中取出大约 2 倍的样品量置于另一个容器中，贴上留样证，作为本批样品的留样备查，将留样量(包括皮重、毛重、净重)也记录至"进厂精麻毒品取样记录"中，取样人员将留样容器封口后放入精麻品库的留样橱内。

(5) 取样完毕后，制剂生产部以及保卫处人员对上述过程确认无误后在"进厂精麻毒品取样记录"上签字确认，并由保卫处人员监督取样人员带回 1 倍检验量样品于实验室内开展检验工作。

(三) 注意事项

第一，取样作微生物限度检查时，应采取措施防止样品污染，所用器具均需灭菌，用牛皮纸包好备用，在取样车内进行。

第二，有毒有害的原料取样时，要佩戴相应的防护用品，如防毒口罩、胶皮手套、防护眼镜等。

第三，遇光易变质的物料的取样，应采取避光措施。

第四，抽样前发现物料的外观、性状异常则不必抽取。

第五，每个取样匙只能取同一批号的样品。

三、固体制剂取样

(一) 取样准备

质量保证部接到请验单后，由质量保证部经授权的人员根据请验单内容，填好取样证，准备已清洁的取样器具(如玻璃容器、干净的塑料袋、灭菌玻璃瓶或无菌取样罐、标签、手套等)，到相应的车间包装间取样。

取样前，应进行现场核对，检查成品包装是否完整，品名、批号、规格等是否与请验单相符，若有误，及时向请验人员提出更改或更换请验单。

(二) 取样方法

1. 半成品颗粒取样

由制剂质量保证部监督人员在待检区按混合桶使用不锈钢勺按规定取样。

2. 不包衣的片剂成品或半成品基片取样

由制剂质量保证部监督人员每班到压片岗位，按批在不同压片时段和不同压片机取样，混合后交制剂质量检验部相关班组检验。

3. 包衣片成品取样

由制剂质量保证部监督人员每班到包衣岗位，依照规定按包衣锅取样，混合后交制剂质量检验部相关班组检验。

4. 胶囊剂成品取样

由制剂质量保证部监督人员每班到装填岗位，按批在不同灌装时段和不同灌装机取样，混合后交制剂质量检验部相关班组检验。

5. 需要作微生物限度检查的样品取样

由制剂质量保证部监督人员在整批内包装结束后，随机抽取3倍化验用量（最少为4个包装单位）交制剂质量检验部相关班组检验。

6. 制剂产品的备查留样及稳定性考察留样取样

由制剂质量保证部监督人员在包装后的成品中随机抽取规定量的样品，每周与制剂质量检验部相关班组交接一次。

（三）注意事项

第一，取样作微生物限度检查时，应采取措施防止样品污染，所用器具均需灭菌。取样、混样、分样时在洁净区进行。

第二，易燃、易爆、有毒、腐蚀性物料的取样，要采取防护措施。

第三，每个取样匙或吸、量器只能取同一批号的样品。

四、液体制剂取样

（一）取样准备

同"固体制剂取样"。

（二）取样方法

1. 注射剂产品的取样

制剂质量保证部取样人员将取出的样品送至制剂质量检验部，与制剂质量检验部人员当面交接，填写交接记录。

2. 注射剂成品理化性质检查、热原（或细菌内毒素）检查、其他项目检查取样

（1）非最终灭菌工艺产品（不含热处理工序的） 依据具体的生产工艺与批产量确定取样位置。比如，果糖二磷酸钠注射液（50ml：5g），轧盖结束后在检瓶岗位从第1盘、第45盘、最后1盘取样；克林霉素磷酸酯注射液，在刮瓶岗位将灌封后第1盘、最后1盘，1ml：0.15g规格第80盘、2ml：0.3g规格第140盘、4ml：0.6g规格第160盘进行标记，在检漏结束后进行取样。

（2）非最终灭菌工艺产品（含热处理工序）及最终灭菌工艺产品 按照锅次取样，每锅次上、中、下均应抽到。

刮瓶岗位确保按照灌装时间前、中、后顺序，将每条生产线生产的产品分别取一盘放在热处理（或灭菌）小车的上、中、下位置并做好标记，作为该条生产线该锅次待取样样品，取样人员取样时从标记盘进行取样，确保所有标记盘均取到且每条灌装线都得到相同数目的取样量。

3. 注射剂成品的无菌检测样品取样

（1）非最终灭菌工艺产品（不含热处理工序的）。同"注射剂成品理化性质检查、热原（或细菌内毒素）检查、其他项目检查取样"对应该类产品项下。

（2）非最终灭菌工艺产品（含热处理工序）及最终灭菌工艺产品

① 每批每一锅次均取样进行无菌检查，且每一锅次均从灭菌柜最冷点位置指定的取样盘内进行取样。

② 每批第一锅次将每条生产线开始生产的第一盘放在灭菌柜最冷点位置，取样时从最冷点位置每条生产线开始生产的第一盘内取样进行无菌检查，并确保每条灌装线都得到相同数目的取样量。

③ 每批最后一锅次将每条生产线生产结束时的最后一盘放在最冷点位置，取样时从最冷点位置每条生产线生产结束时的最后一盘内取样进行无菌检查，并确保每条灌装线都得到相同数目的取样量。

④ 每批其他锅次将每条生产线相应生产时间段内生产的第一盘放在最冷点位置，取样时从最冷点位置每条生产线相应生产时间段内生产的第一盘内取样进行无菌检查，并确保每条灌装线都得到相同数目的取样量。

⑤ 生产过程中发生较大偏差时生产的产品需取样进行无菌检查。

（3）每批每条灌装线生产的第一盘和生产结束时的最后一盘，以及灌装过程中发生较大偏差时生产的产品盘中，应放入"生产开始、结束、偏差"标识，并在相应的项目中打"√"，无菌取样时均应取到。

4. 可见异物的检查样品取样

可见异物在车间灯检结束后，由制剂质量保证部人员按照灭菌或热处理（或检漏）锅次分别取样检验。

5. 注射剂成品的澄明度检查样品取样

在车间灯检组检查合格的产品盘中，由制剂质量保证部监督人员按规定随机取样，复验判级，并将结果发到制剂质量检验部制剂组，作为批最终检验结果。

（三）注意事项

第一，取样作微生物限度检查时，应采取措施防止样品污染，所用器具均需灭菌。取样、混样、分样时在洁净区进行。

第二，每个取样管或吸、量器只能取同一批号的样品。

五、包装材料取样

1. 通则

第一，包装材料如果是在同等条件下生产出来的相同的材料，并属一次性交货，可视为一个批号；如果一次交付的内包材中有不同的生产批号或由不同批号原料制成，则每一个部分应作一个单独批。

第二，样品在质量规格上应能代表该批产品，样品应取自物料的几个部位，同时各部位抽样概率相同。

第三，取样应做到该批的剩余部分不受损害或污染。

2. 取样准备

质量保证部接到请验单后，由质量保证部经授权的 QA 人员根据请验单内容，填好取样证，准备已清洁的取样器具（如洁净塑料袋、标签、手套等），到相应的物料仓库取样。

取样前,应进行现场核对,检查来料是否有待验标志,包装是否完好,然后核对品名、批号、规格、产地等是否与请验单相符,若有误,及时向请验人员提出更改或更换请验单。

取样时,取样员取内包装材料应在取样车内进行取样,防止在取样时对物料造成污染。

取样时,应作外观检查,看有无异常情况,如装料容器、物料标记和物料本身的情况均应记录。

3. 取样方法

对外包装材料取样,直接取样。对内包装材料取样,除去外包装,在取样车内取样,用已消毒过的剪刀剪开内包装一个口,戴上已消毒过的手套取样。

QA取样人员在取样车上将样品混合均匀后,先取微生物限度检查必需的三倍检验量,在取样车上将样品密封,再按检验要求取常规检验需要的量,并贴好标签。

同一批进厂,明显分多次印刷的样品,取样时应注意样品的代表性,外包材多采取现场拆包的原则。

取样完毕,用棉线扎紧内包装材料开口,装回外包装,并在外包装贴上取样证,样品贴好标签,填写包装材料取样分样记录。

样品回到实验室,交与QC人员,QC人员将样品分发给各检验项目进行检验。

4. 注意事项

第一,取样作微生物限度检查时,应采取措施防止样品污染,所用器具均需灭菌。取样时在取样车内进行,分样时在微生物限度室进行,每副取样用的手套只能取同一批号的样品。

第二,抽样前发现物料的外观、性状异常则不必抽取。

第三,下述情况可作例外处理:①如抽样要破坏保护性包装,一旦要按正确数目取样,将造成相当量的物料单元不合理报废;②从一物料待定部位取样十分困难时(例如卷筒形铝箔的内部)。

第四,对直接接触药品的内包装材料,而且使用前又不能清洗、消毒的必须在取样车内进行取样,并按相应程序操作取样车,并填写取样车使用记录。

任务1-2 分样

一、知识储备

(一) 术语

1. 分样

指将原始样品充分混合均匀,进而分取平均样品或实验样品的过程。

2. 散装产品

通过所有生产工序，尚没有最后包装的成品。

3. 成品

系指经过包装工序在内的全部生产工序的产品。

4. 实验样品

系指取后按质量标准进行收货检查或成品入库须最终检验的样品。

5. 四分法

指将样品充分混合，按 2/4 的比例进行分样的方法。

（二）分样要求

保证原料药、辅料、制剂产品、包装材料的代表性和一致性。同一大样分成小样后，不出现样品差异。

分样所用器具应符合要求，不同样品分别见不同产品抽样管理程序中的规定。若需作微生物限度检查及药理检查，应先分微生物限度检查用样及药理检查用样，再分理化检测用样。

贴签时，根据所分样品内容的不同选择合适的瓶签，粘贴工整，瓶签上不得有空项；除无菌原料药及医药中间体外，所有产品瓶签上和分样记录上产品名称均应写产品规范名称，不得写俗名、商品名，不得简写。生产单位名称书写要规范、一致。医药中间体可写规定的简写名称；无菌原料药因在无菌室取样，为缩短取样时间，允许使用胶布替代瓶签，胶布上的产品名称允许使用缩写或代码（但每次取样至少写一个规范名称）。

除制剂产品外，所有产品留样时，瓶签必须选用正规的标签，粘贴工整，瓶签上产品名称、批号、取样日期、来源、规格等内容齐全，不得有空项；产品名称应写产品规范名称，不得写俗名、商品名，不得简写。

（三）分样程序

1. 样品的混合

将从同一批物料不同包装中所取的等量样品置于同一个容器中，在分样、检验前，应根据物料特点使用不同的方法混合均匀，保证样品的质量均一性。

（1）中间体（固体） 每批置于同一个取样袋中，用勺子搅拌 1 分钟以上，扎口后翻倒 5 次以上，使混合均匀。

（2）中间体（液体） 每批置于同一个取样瓶中，密闭防漏，轻轻摇动瓶子 1 分钟以上，使液体混合均匀。

（3）制剂原辅料（固体） 每批置于同一个取样袋中，用勺子搅拌 1 分钟以上，扎口后翻倒 5 次以上，使混合均匀。

（4）制剂原辅料（液体） 每批置于同一个取样瓶中，密闭防漏，轻轻摇动瓶子 1 分钟以上，使液体混合均匀。

（5）片剂和胶囊剂 每批放于同一个取样袋中，轻轻翻倒 5 次，使混合均匀。

(6) 注射剂产品　按批或灭菌锅次进行检测，每批或每锅放于同一个取样袋中，轻轻翻倒5次，使混合均匀。

2. 分样

（1）制剂原辅料样品混合均匀后，在取样间内分成一倍化验量和两倍化验量两份样品，一倍化验量用于检验，贴取样标识；两倍化验量用于留样，密封，贴留样证，注明品名、批号、留样人、日期及留样量等信息。

（2）制剂成品在样品室进行分样，平均分成两份，一份样品用于检验；一份样品用于备查留样，密封，贴留样证，注明品名、批号、留样人、日期及留样量等信息。

（3）所取样品如有检验项目需要其他班组配合分析的，应及时从检验用样品中分出适量，注明相关信息（品名、批号、送样量、检测标准和项目、送样人、送样日期等），连同相关检验记录送至有关班组。

（四）分样注意事项

第一，当样品数量不能满足试验所要求的最低数量时，应重新进行分样，而不是从分取的另一半中随意拿取一定数量的样品放入其中。

第二，所有样品取完或委托抽样的样品办理完交接后，贴上标签，填好分样记录，立即送各岗位。岗位接收人在分样记录上签名，随送随签，不得补签或提前签。

二、原料药与辅料分样

1. 分样方法

主管（副主管）根据检验标准，发放相应的样品量及检验记录给化验员；每一批样品，对应一个编码的检验记录，根据检验项目的不同，将所对应的记录页发给化验员，并填写"制剂原辅料样品及记录收发台账"，写明发放样品量、检验项目、检验记录编码、领用人、发放人等内容。主管安排相关人员将留样放入留样室留样桶内作留样备查，并在"制剂原辅料样品及记录收发台账"上填写留样人及日期，留样由主管上锁保管。

若样品需要其他班组配合分析的，化验员应将混匀后的样品分出适量（需做动物实验的样品应使用除热原的不锈钢勺分样），填写"样品及检验记录交接台账"，将样品内部交接单贴于分装样品所用容器（动物实验样品应使用除热原的玻璃瓶）上，内容包括：品名、批号、标准依据、检测项目、送样人、送样日期，同时在交接记录上签字并填写相关内容。待相关班组完成检验后，再将检验记录送回发放班组，并完成交接台账的填写。

将抽取的样品混匀，即为抽取样品总量。若抽取样品总量超过检验用量数倍时，可按四分法再取样，即将所有样品摊成正方形，依对角线划"×"，使分为四等份，取用对角两份；再如上操作，反复数次，直至最后剩余量能满足供检验用样品量。

2. 分样记录

原料药与辅料分样照各品种检验规程分送相应班组，岗位接收人收样后在分样记录上签名。分样纪录包括：分样日期、分样人、批号、产品数量（重量、件数）、抽样数量（件数、抽样量）、收样人、外观检查等。

三、固体制剂分样

1. 分样方法

主管（副主管）根据检验标准，发放相应的样品量及检验记录给化验员；每一批样品，对应一个编码的检验记录，根据检验项目的不同，将所对应的记录页发给化验员，并填写"送检样品及检验记录收发台账"，写明发放样品量、检验项目、检验记录编码、领用人、发放人等内容。

若样品需要其他班组配合分析的，化验员应将混匀后的样品分出适量（需做动物实验的样品应使用除热原的不锈钢勺分样），并填写"样品及检验记录交接台账"，将样品内部交接单贴于分装样品所用容器（动物实验样品应使用除热原的玻璃瓶）上，内容包括：品名、批号、标准依据、检测项目、送样人、送样日期，同时在交接记录上签字并填写相关内容。待相关班组完成检验后，再将检验记录送回发放班组，并完成交接台账的填写。

2. 分样记录

固体制剂分样照各品种检验规程分送相应班组，岗位接收人收样后在分样记录上签名。分样纪录包括：分样日期、分样人、批号、产品数量（重量、件数）、抽样数量（件数、抽样量）、收样人、外观检查等。

四、液体制剂分样

1. 分样方法

同"固体制剂分样"项下。

2. 分样记录

液体制剂分样，照各品种检验规程分送相应班组，岗位接收人收样后在分样记录上签名。分样纪录包括：分样日期、分样人、批号、产品数量（重量、件数）、抽样数量（件数、抽样量）、收样人、外观检查等。

五、包装材料分样

1. 分样方法

主管（副主管）根据检验标准，发放相应的样品量及检验记录给化验员；每一批样品，对应一个编码的检验记录，根据检验项目的不同，将所对应的记录页发给化验员，并填写"包装材料样品及记录收发台账"，写明发放样品量、检验项目、检验记录编码、领用人、发放人等内容。主管安排相关人员将留样放入留样室留样桶内作留样备查，并在"包装材料样品及记录收发台账"上填写留样人及日期，留样由主管上锁保管。

若包装材料需要其他班组配合分析的，化验员应将混匀后的样品分出适量，填写"样品及检验记录交接台账"，将样品内部交接单贴于分装样品所用容器上，内容包括：品名、批号、标准依据、检测项目、送样人、送样日期，同时在交接记录上签字并填写相关内容。待相关班组完成检验后，再将检验记录送回发放班组，并完成交接台账的填写。

2. 分样记录

包装材料分样照各品种检验规程分送相应班组，岗位接收人收样后在分样记录上签名。分样记录包括：分样日期、分样人、批号、产品数量（重量、件数）、抽样数量（件数、抽样量）、收样人、外观检查等。

任务 1-3 留样

一、知识储备

（一）术语

1. 留样

企业按规定保存的、用于药品质量追溯或调查的物料和产品样品。

2. 成品

已完成所有生产操作步骤和最终包装的产品。

（二）留样原则

留样应能代表被取样物料或产品的批次。成品留样采用市售包装形式；原料药的留样如无法采用市售包装，可采用模拟包装。用于药品生产的活性成分、辅料和包装材料均需留样。原辅料、中间体、内包装材料、成品均需每批留样；外包装材料首次进货（包括改版后的首次进货）必须留样；每批印刷性包装材料样张附于批检验记录后（大型外包装材料如纸箱等除外）留样。

（三）留样规定

凡检验后的样品，必须按批留样。成品留样分为法定留样和考查留样。法定留样是每批出厂产品均要留样，用以处理用户投诉；考查留样是根据企业产品的质量情况，按规定的批数进行留样，用以考查产品在有效期内的质量。一般情况下，留样仅有特殊目的时才能使用，使用前需要经质量管理负责人批准。

凡需留样观察的产品由质量部门填写留样通知单通知车间留足产品，所留样品要求为原包装品。由分样人或取样员将样品交给留样员，留样员加贴留样标签，并填写收样记录，内容包括留样接收时间、品名、规格、批号、来源、样品数量、留样编号、双方签字。

留样产品要专人专柜保管，并按品种、规格、生产时间、批号分别排列整齐。每个留样柜内的品种、批号应有明显标志，并易于识别，以便定期进行稳定性考察和用户投诉时查证。

样品的留样对产品质量考查具有一定意义，进厂原辅料、中间体、成品均在留样范围内，且每批均须留样。留样样品应封口严密、完好，成品留样样品要与市售包装一致。

（四）留样范围

企业自产产品每批均应留样。

企业生产的所有有质量检验要求的中间产品均应留样。

外购物料（不包括生产过程中使用的溶剂、气体、制药用水及稳定性较差的物料）批批留样。

对于一般性的易挥发溶剂，如甲苯、乙醇、丙酮以及盐酸、液碱等含量不稳定的液体原料，除非有特殊目的，一般不进行留样。

（五）留样管理人员

留样管理员由质量保证部授权担任，负责留样样品的管理工作，应具有一定的专业知识，了解样品的性质和贮存方法。

（六）留样室管理

建立符合要求的专用留样室，用于不同类别样品留样。

留样室应保持干燥、清洁，严禁烟火。

室内应有温、湿度计与排风设施。除具有特殊要求的样品外，通常在常温状态下保存。留样室管理员应依照药品的贮藏要求每天检查留样室的温、湿度并记录，每天上午、下午各记录一次，每月统计一次。

各留样室由专人管理。无关人员禁止进入留样室。

留样室内样品应摆放整齐、按批存放、标识清楚。

各留样室管理员应不定期协同留样员对所留样品进行检查、核对，确保账物一致。

（七）留样程序

对每批产品按品种、数量、规格进行登记，填写"留样登记表"，然后存放到留样库，每月定期填写"留样产品稳定性检验计划表"，按照留样观察周期进行检验，出具检验单，由留样观察人员进行汇总，填写"留样观察台账"。

（八）留样记录

留样需要有相应的记录，留样记录应包括产品名称、批号、数量、取样时间、失效时间、贮存条件、贮存地点、贮存时间和留样人签名等信息。

（九）留样报废

留样样品的贮存期一般为：规定有效期的为有效期后 1 年，不规定有效期的为 3 年，生产原料药为有效期满，中药材为 3 个月，直接接触药品的包装材料首次供货为 6 个月。

超过留样期限的产品应每年集中销毁一次。由留样员填写"销毁单"，注明品名、批号、剩余量、销毁原因、销毁方法等，报质量部负责人审核、批准后销毁。销毁按规定的销毁程序进行，有2人以上现场监督销毁，并有销毁记录。

（十）留样注意事项

第一，样品根据贮存条件的不同，分区域存放。

第二，留样要求。正立：样品必须正立码放，不得横放、颠倒。透明：使用无色或白色透明材料袋封样。可辨：四面（上侧、左右侧及后侧）包装可辨认样品标签，正面可辨留样封签。

第三，留样人员需及时完成留样入库工作，并详细记录留样的存放位置，建立台账，便于后续查找使用。

第四，特殊样品的留样管理。按照特殊样品相关法规进行留样管理。

二、原料药与辅料留样

1. 留样量

取样时，应一并取够检验用及留样用样品量，留样量为三倍的全检量，应至少能满足鉴别的需要。

2. 留样样品的包装

对于原料，留样的包装形式应与原料到货时的市场包装相同或模拟市售包装。固体辅料的留样可以密封在聚乙烯袋中，并用外用铝箔袋包装。液体样品必须依据其特性保存在合适的容器中。

3. 留样样品标识

每批原辅料留样均应有留样标签。标明：品名、物料代码、批号、来源、数量、留样日期、贮存条件、留样人等信息。

4. 原料药与辅料留样外观检查

原料药与辅料一般不作观察，另有规定除外。

5. 留样期限

除稳定性较差的原料药、辅料外，用于制剂生产的原料药、辅料（不包括生产过程中使用的溶剂、气体或制药用水）的留样应至少保存至物料有效期后一年，没有有效期的物料保存至产品放行后二年。如果原料药、辅料的有效期较短，则留样时间可相应缩短。

三、固体制剂留样

1. 留样量

原则上每批固体制剂的留样数量一般应至少能确保按照注册批准的质量标准完成两次全检（无菌检查和热原检查除外）。

留样量为一次全检量的2倍。稳定性考察的固体制剂的留样量参照持续稳定性考察。

2. 留样样品的包装

固体制剂留样的包装形式应与药品市售包装形式相同，必须使用其商业包装。

3. 留样样品标识

固体制剂留样样品外包装上均应用不干胶贴纸贴上批号，以避免混淆。留样外箱上应有留样标签，标签上标明产品名称、批号、失效期及留样的保留时间。

4. 固体制剂留样外观检查

留样效期内的固体制剂成品每年对产品留样进行外观检查。但不能影响产品批批留样的外观完整性。

根据各自产品特性进行评估，分为质量稳定产品和质量不稳定产品两种情况。

对于质量稳定产品无需增加额外留样，基于每年长期稳定性留样的样品外观结果无异常时，不需要破坏外包装进行检查，对固体制剂产品只检查外包装是否有变化（如片剂瓶装产品检查封口是否有破损泄漏，胶囊和片剂铝箔及双铝包装产品检查是否有膨胀情况、是否有破损泄漏等情况）。每年仅检查一个最小包装单元中样品外包装是否有变化，并记录。如长期稳定性留样考察的样品外观出现问题需通知分管领导及质量保证部产品工程师，根据情况对相关批次的样品破坏包装进行外观检查。

对于质量不稳定产品需要破坏外包装进行外观检查，需要预留出年度外观检查样品数量。对于不稳定产品固体制剂盒装产品：每年外观检查至少打开一个最小包装单元，将药片全部取出，按照各产品 SOP 项下外观要求检查是否有变化，并记录。固体制剂瓶装产品：每年外观检查至少打开一瓶，取出所有药片，按照各产品 SOP 外观要求检查是否有变化，并记录。

5. 留样期限

固体制剂应按注册批准的贮存条件至少保存至产品有效期后一年。

四、液体制剂留样

1. 留样量

原则上每批液体制剂的留样数量一般应至少能确保按照注册批准的质量标准完成两次全检（无菌检查和热原检查除外）。

留样量为一次全检量的 2 倍。稳定性考察的液体制剂的留样量参照持续稳定性考察。

2. 留样样品的包装

液体制剂留样的包装形式应与药品市售包装形式相同，必须使用其商业包装。

3. 留样样品标识

液体制剂留样样品外包装上均应用不干胶贴纸贴上批号，以避免混淆。留样外箱上应有留样标签，标签上标明产品名称、批号、失效期及留样的保留时间。

4. 液体制剂留样外观检查

留样效期内的液体制剂成品每年对产品留样进行外观检查。但不能影响产品批批留样的外观完整性。

注射液品种：每年外观检查至少打开一个最小包装单元，但无需破坏外包装，按照各自产品 SOP 外观要求检查产品外观是否有变化，并记录；再将其放回产品原包装内保存。

5. 留样期限

液体制剂应按注册批准的贮存条件至少保存至产品有效期后一年。

五、包装材料留样

1. 留样量

包装材料改版、更换供应商或新包装材料时需留样，留样量为全检量的 2 倍。包装材料的留样量应当至少满足鉴别的需要，包材可根据大小，选择 1 个/批或 30cm/批。

与药品直接接触的包装材料均应有留样，体积较大的与药品直接接触的包装材料（如输液瓶等），如成品已有留样，可不必单独留样；说明书、小盒、纸箱等不留样。

2. 留样样品的包装

包装材料的留样包装尽量与供货包装相同，必要时可采用模拟包装。

3. 留样样品标识

每批包装材料留样均应有留样标签。标明：品名、物料代码、批号、来源、数量、留样日期、贮存条件、留样人等信息。

4. 包装材料留样外观检查

包装材料一般不作观察，另有规定除外。

5. 留样期限

与药品直接接触的包装材料的留样应当至少保存至产品放行后二年。如果包装材料的有效期较短，则留样时间可相应缩短。

项目考核

一、知识考核

（一）单选题

1. 原料药与辅料的取样量，除另有规定外，一般约为至少（　　）倍化验量，将样品混合后，取出约（　　）倍化验量的样品置于另一容器中作为批留样，剩余（　　）倍量的样品作检验用。

　　A. 3, 1, 2　　　　B. 2, 1, 1　　　　C. 3, 2, 1　　　　D. 3, 1, 1

2. 固体制剂的取样量，除另有规定外，一般为至少（　　）倍化验量，在样品混合均匀后，取出约（　　）倍化验量的样品置于另一容器中作为备查留样，剩余（　　）倍量的样品作检验用。

　　A.3，1，2　　　　B.2，1，1　　　　C.3，2，1　　　　D.3，1，1

3. 某药厂新进原料共 36 件，进行质量检验时，应随机取样的件数是（　　）。

　　A.4 件　　　　B.5 件　　　　C.6 件　　　　D.7 件

4. 取样要求：当样品数为 n 时，一般就按（　　）。

　　A. $n \leqslant 300$ 时，按 n 的 1/30 取样　　　　B. $n \leqslant 300$ 时，按 n 的 1/10 取样

　　C. $n \leqslant 3$ 时，只取 1 件　　　　D. $n \leqslant 3$ 时，每件取样

5. 为了使检验样品具有代表性，如药品件数 n 大于 300 时，则取样件数为（　　）。

　　A. $\sqrt{n}$　　　　B. $\sqrt{n}+1$　　　　C. $\sqrt{n}/2+1$　　　　D. n

6. 某药厂新进 225 袋淀粉，应如何取样检验。（　　）

　　A. 每件取样

　　B. 在一袋里取样

　　C. 按 $\sqrt{n}+1$ 随机取样

　　D. 按 $\sqrt{n}/2+1$ 随机取样

7. 下列关于取样说法不正确的是（　　）。

　　A. 全批取样　　　　B. 随机取样　　　　C. 随便取样　　　　D. 按批取样

（二）判断题

（　　）1. 不同批次的同一品种原辅料不能用同一取样器取样，要按照批次准备取样器具。

（　　）2. 抽取原辅料样品时，固体样品应从包装桶上、中、下各部分抽取，所取各个部位样品放入不锈钢盒中，用不锈钢勺混匀后取样。

（　　）3. 在已抽件取样的原辅料、包装材料外包装上及时贴上《取样证》。

（　　）4. 取样时应注意样品的代表性以及随机取样原则。

（　　）5. 留样样品要专人专柜保管，并按品种、规格、批号分别排列整齐。

（　　）6. 留样样品不得随便挪作他用，除留样观察领用样品外任何人不得取用，若因特殊工作需要，需经部门领导签字同意，留样观察员方可按规定数量发给。

（三）多选题

1. 取样的基本原则是（　　）。

　　A. 科学性　　　　B. 合法性　　　　C. 代表性

　　D. 规范性　　　　E. 公正性

2. 特殊情形的取样方法有（　　）。

　　A. 无菌原料药应当按照无菌操作法取样

　　B. 腐蚀性药品应当使用耐腐蚀的工具和容器

　　C. 规定避光的药品，取样和保存时应当采取避光措施

　　D. 需真空或充氮气保存的药品，应当使用专用设备、器材和容器，抽样后立即对样品和剩余药品进行密封处置

3. 关于包装容器说法正确的是（　　）。

A. 直接接触药品的包装容器材质，应当不与内容物发生化学反应，具有良好阻隔性能，并满足药品的贮藏条件，潜在迁移物质不影响检验结果

B. 抽样前应查看包装容器外包装的完整性

C. 直接接触药品的包装容器的形状与规格，应当与所抽取样品的形态和数量相适应，液体样品的存放可选用瓶状密闭容器，固体样品可选用袋状容器

D. 直接接触无菌样品或者需作微生物限度检查、细菌内毒素检查等项目样品的容器须经灭菌或除热原处理，且具有密封性能

4. 对取样人员的要求有（　　）。

A. 取样单位应根据当次取样工作的目标要求，组建相应数量的取样工作组，每个取样工作组的人员应不得少于 2 人

B. 原则上同一人不应同时承担当次取样和检验工作

C. 取样单位应当围绕取样任务要求对取样人员进行专题培训，取样人员应当认真研究背景资料，对抽检要求作出基本判断，确定现场检查和取样的具体事项

D. 必要时与承检机构对检验项目、取样环节和取样数量等具体事宜进行商定

5. 关于取样工具说法正确的是（　　）。

A. 直接接触药品的取样工具，使用前后应当及时清洁干燥，不与药品发生化学反应，不对抽取样品及剩余药品产生污染

B. 抽取粉末状固体样品和半固体样品时，一般使用一侧开槽、前端尖锐的不锈钢抽样棒取样，也可使用瓷质或者不锈钢药匙取样

C. 抽取低黏度液体样品时，根据不同情形分别使用吸管、烧杯、勺子、漏斗等取样；抽取腐蚀性或者毒性液体样品时，需配用吸管辅助器；抽取高黏度液体样品时，可用玻璃棒蘸取

D. 抽取无菌样品或者需做微生物限度检查、细菌内毒素检查等项目的样品时，取样工具须经灭菌或除热原处理

6. 关于成品留样叙述正确的是（　　）。

A. 每批药品均应当留样

B. 留样的包装形式应当与药品市售包装形式相同，原料药的留样如无法采用市售包装形式的，可采用模拟包装

C. 每批药品的留样数量一般至少应当能够确保按照注册批准的质量标准完成三次全检

D. 留样观察应当有记录

E. 如企业终止药品生产或关闭的，应当将留样转交受权单位保存并告知当地药品监督管理部门，以便在必要时可随时取得留样

（四）实践案例

某制药公司生产车间生产了一批原料药葡萄糖，要求取样员前来取样，送往质量检测中心进行质量全检分析。

请验单见下表：

药品名称:葡萄糖	请验部门:生产车间
批号:20230304B2	请验者:×××
规格:25kg/袋	请验日期: 年 月 日
数量:100袋	检验目的:全检
备注:	

根据请验单的品名、规格、批号、数量按《取样操作规程》计算取样件数和取样数量并完成取样与留样操作。

二、技能考核

按照表1-1进行技能考核,贯穿项目全过程。

表1-1 药品的取样与留样技能考核评价标准

序号	实训步骤	实训内容	技术要求	分值	得分
1	制订工作方案	取样依据的确定	会查阅并解读取样操作规程	10	
2	准备工作	取样前准备	正确计算取样数量	10	
			准备好清洁的取样器具	5	
			到规定取样地点后核对品名、批号、规格、数量等信息	10	
3	取样	取样方法	不同部位、不同深度取样,取样方法正确	10	
		取样数量	至少为3倍全检量	5	
		取样结束后	正确粘贴取样证	10	
			及时填写取样记录	5	
			取样器具的清洁、干燥、贮存	10	
4	留样	留样	按要求留样并填写相应记录	10	
5	文明操作	物品复原	已复原	3	
		清理取样器具	整理	2	
		取样记录	填写规范完整	10	
		总分		100	

项目二　吡喹酮原料药检验

［岗位职责］
　　（1）负责公司生产的原料药以及留样的全检工作。
　　（2）配合公司新药研发原料药的项目分析。
　　（3）负责原料药分析岗位的验证、审计等工作。
　　（4）负责原料药岗位所用仪器设备的维护、计量与管理。

［工作环境］
　　普通工作室、天平室、理化检测室、小型仪器室、紫外光谱实验室、红外光谱实验室、高温室、精密仪器室、微生物限度检查室等。

［工作要求］
　1. 知识目标
　　掌握原料药的检验项目、检验流程、百分含量的表示方法等基础知识；熟悉原料药全检记录与报告的书写，有效数字的处理与结果判定；了解吡喹酮药物的结构及理化性质。
　2. 能力目标
　　掌握原料药全检的操作流程、检验结果的判断及相关仪器的使用与维护技能。
　3. 素质目标
　　严格按照标准操作规程操作；及时、如实记录检验数据；严谨、诚信、精益求精。

项目概述

　　吡喹酮是一种用于人类及动物的驱虫药，专门治疗绦虫及吸虫。对于血吸虫、中华肝吸虫、广节裂头绦虫特别有效。吡喹酮为世界卫生组织基本药物标准清单上的药物，为世界上对于基本公共卫生最重要的药物之一。

一、知识储备

　　吡喹酮，化学名 2-（环己基羰基）-1,2,3,6,7,11b-六氢-4H-吡嗪并［2,1-a］异喹啉-4-酮，是吡嗪并异喹啉化合物，化学式为 $C_{19}H_{24}N_2O_2$，分子量 312.41，结构式如图 2-1 所示，具有苯环共轭结构。

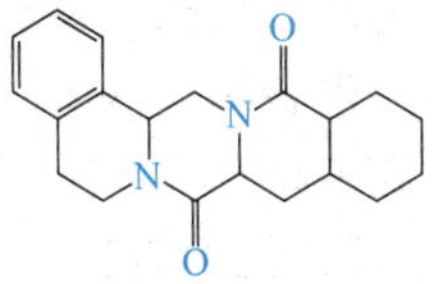

1. 吡喹酮的物理性质

　　白色或类白色结晶性粉末，无臭，味微苦，有吸湿

图 2-1　吡喹酮结构式

性。mp（熔点）136~141℃。在三氯甲烷中易溶，在乙醇中溶解，在乙醚或水中不溶。

2. 吡喹酮的光学性质

吡喹酮分子中具有共轭双键，其乙醇溶液在264nm与272nm波长处有最大紫外吸收。

二、质量标准

《中华人民共和国药典》（以下简称《中国药典》）（2020年版）二部。

吡喹酮

Bikuitong

Praziquantel

本品为2-（环已基羰基）-1,2,3,6,7,11b-六氢-4H-吡嗪并［2,1-a］异喹啉-4-酮。按干燥品计算，含 $C_{19}H_{24}N_2O_2$ 应为98.0%~102.0%。

【性状】本品为白色或类白色结晶性粉末。

本品在三氯甲烷中易溶，在乙醇中溶解，在乙醚或水中不溶。

熔点 本品的熔点（通则0612）为136~141℃。

【鉴别】（1）取本品，加乙醇制成每1ml中含0.5mg的溶液，照紫外-可见分光光度法（通则0401）测定，在264nm与272nm的波长处有最大吸收。

（2）本品的红外光吸收图谱应与对照的图谱（光谱集190图）一致。

【检查】 **酸度** 取本品0.50g，加中性乙醇（对甲基红指示液显中性）15ml溶解后，加甲基红指示液1滴与0.01mol/L氢氧化钠溶液0.10ml，应显黄色。

有关物质 照高效液相色谱法（通则0512）测定。

供试品溶液 取本品20mg，置100ml量瓶中，加流动相溶解并稀释刻度，摇匀。

对照溶液 精密量取供试品溶液适量，用流动相定量稀释制成每1ml中含2μg的溶液。色谱条件用十八烷基硅烷键合硅胶为填充剂；乙腈-水（60：40）为流动相；检测波长为210nm；进样体积20μl。

系统适用性要求 理论板数按吡喹酮峰计算不低于3000。

测定法 精密量取供试品溶液与对照溶液，分别注入液相色谱仪，记录色谱图至主成分峰保留时间的4倍。

限度 供试品溶液色谱图中如有杂质峰，各杂质峰面积的和不得大于对照溶液主峰面积（1.0%）。

干燥失重 取本品，在105℃干燥至恒重，减失重量不得过0.5%（通则0831）。

炽灼残渣 取本品1.0g，依法检查（通则0841），遗留残渣不得过0.1%。

重金属 取炽灼残渣项下遗留的残渣，依法检查（通则0821第二法），含重金属不得过百万分之二十。

【含量测定】 照高效液相色谱法（通则0512）测定。

供试品溶液 取本品约50mg，精密称定，置100ml量瓶中，加流动相适量,振摇使溶解,用流动相稀释至刻度,摇匀。精密量取 5ml,置 50ml 量瓶中,用流动相稀释至刻度,摇匀。

对照品溶液 取吡喹酮对照品适量,精密称定,加流动相溶解并定量稀释制成每 1ml 中约含 50μg 的溶液。

色谱条件与系统适用性要求 见有关物质项下。

测定法 精密量取供试品溶液与对照品溶液,分别注入液相色谱仪,记录色谱图。按外标法以峰面积计算。

【类别】 驱肠虫药。

【贮藏】 遮光,密封保存。

【制剂】 吡喹酮片

三、检验项目

根据吡喹酮的质量标准,吡喹酮应做性状检查、紫外鉴别、红外鉴别、酸度检查、有关物质检查、干燥失重检查、熔点测定、炽灼残渣检查、重金属检查、微生物限度检查、含量测定共 11 个项目。

四、质量指标

吡喹酮原料药的质量标准对 11 个检验项目应该达到的质量要求进行了规定和描述,药品检验岗位通常将其整理形成质量指标如表 2-1 所示,写进吡喹酮的检验操作规程中,作为检验记录书写的参考和检验结果判断的依据。

表 2-1 吡喹酮原料药的质量指标

项目		标准
性状	性状	本品为白色或类白色结晶性粉末
	溶解度	本品在三氯甲烷中易溶,在乙醇中溶解,在乙醚或水中不溶
	熔点	136~141℃
鉴别	紫外鉴别	在 264nm 与 272nm 的波长处有最大吸收
	红外鉴别	红外光吸收图谱应与对照的图谱(光谱集 190 图)一致
检查	酸度	应显黄色
	有关物质	各杂质峰面积的和不得大于对照溶液主峰面积(1.0%)
	干燥失重	不得过 0.5%
	炽灼残渣	不得过 0.1%
	重金属	不得过百万分之二十
	微生物限度	需氧菌总数不超过 10^3 cfu/g;霉菌和酵母菌总数不得过 10^2 cfu/g
含量测定		按干燥品计算,含 $C_{19}H_{24}N_2O_2$ 应为 98.0%~102.0%

五、检验流程

除另有规定外,原料药的全检程序通常按照先简单后复杂、相关检测的原则进行。根据这个原则,确定吡喹酮的检验流程为:①取本品适量,先进行性状检

项目二 吡喹酮原料药检验

查；②做溶解度检查；③红外鉴别、紫外鉴别、酸度检查三项无先后顺序；④干燥失重后样品用来测熔点；⑤炽灼残渣剩余残渣进行重金属检查；⑥有关物质与含量测定一起进行，因为色谱条件相同，不需要平衡系统；⑦所有化验项目合格后，进行微生物限度检查；⑧书写检验记录，发放检验报告。

任务 2-1　性状检查

一、知识储备

1. 性状检查要求

性状项下记载药品的外观、臭、味、溶解度以及物理常数等。

外观性状是对药品的色泽和外表感观的规定，其中臭与味指药品本身所固有的，可供制剂开发时参考。

2. 溶解度检查概念

溶解度是药品的一种物理性质。各品种项下选用的部分溶剂及其在该溶剂中的溶解性能，可供精制或制备溶液时参考；对特定溶剂中的溶解性能需作质量控制时，在该品种检查项下另作具体规定。药品的近似溶解度以下列名词术语表示：

极易溶解　　系指溶质 1g（ml）能在溶剂不到 1ml 中溶解；

易溶　　　　系指溶质 1g（ml）能在溶剂 1～不到 10ml 中溶解；

溶解　　　　系指溶质 1g（ml）能在溶剂 10～不到 30ml 中溶解；

略溶　　　　系指溶质 1g（ml）能在溶剂 30～不到 100ml 中溶解；

微溶　　　　系指溶质 1g（ml）能在溶剂 100～不到 1000ml 中溶解；

极微溶解　　系指溶质 1g（ml）能在溶剂 1000～不到 10000ml 中溶解；

几乎不溶或不溶　系指溶质 1g（ml）在溶剂 10000ml 中不能完全溶解。

二、任务描述

（1）原料药应根据检验中观察到的情况如实描述药品的外观，不可照抄标准上的规定。如标准规定其外观为"白色或类白色的结晶或结晶性粉末"，可依观察结果记录为"白色结晶性粉末"。标准中的臭、味和引湿性（或风化性）等，一般可不予记录，但遇异常时，应详细描述。

（2）除另有规定外，称取研成细粉的供试品或量取液体供试品，于 25℃±2℃的一定容量溶剂中，每隔 5 分钟强力振摇 30 秒钟；观察 30 分钟内溶解情况，如无目视可见溶质颗粒或液滴时，即视为完全溶解。

三、检验准备

1. 检验器具

电子天平、研钵、水浴锅、控温摇床、具塞三角瓶、量筒、手套、称量纸、检查记录、笔等。

2. 试剂试药

吡喹酮、三氯甲烷、乙醇、乙醚、水。

四、操作过程

（一）性状检查

随机取吡喹酮适量，肉眼观察供试品的色泽、形状及存在状态（固体、液体等），然后按照质量标准"性状"项下的语言描述供试品的性状并如实记录。

（二）溶解度测定

（1）控温摇床插上电源，开机，设置温度25℃。将相应溶剂放在控温摇床中控温。

（2）电子天平插上电源，开机，清扫天平，调零，戴手套，取干净称量纸折叠好，放入天平内，关门，调零。

（3）取研磨好的吡喹酮适量，精密称定重量并记录，加入具塞三角瓶中。用量筒加入水浴锅中平衡好温度的溶剂，并做好标记。

（4）将具塞三角瓶密塞，放入25℃摇床中，每隔5分钟开启摇床振摇30秒钟；观察30分钟内溶解情况。

五、结果判断

1. 外观性状

将记录的外观性状与质量指标性状项下描述的现象进行比较，如完全一致，检验结果为"符合规定"，否则为"不符合规定"。

2. 溶解度检查

根据供试品完全溶解所需要的溶剂的体积，与"溶解度检查"概念项下不同溶解级别所需要的溶剂的体积进行比较，判断供试品的溶解情况。

任务 2-2 紫外鉴别

一、知识储备

1. 药物鉴别的目的

药物鉴别的目的是判断药物的真伪。

2. 药物鉴别的方法

药物鉴别的方法包括化学鉴别法、仪器鉴别法（光谱法、色谱法、物理常数测定法）和生物鉴别法等。

3. 紫外鉴别的原理

药物的分子结构中含有共轭体系、芳香环、杂环等发色基团，可在紫外光区产生特征的吸收光谱，可将吸收光谱的形状、吸收峰的数目、最大吸收波长等特征参数作为药物鉴别的依据。

物质对紫外辐射的吸收是由于分子中原子的外层电子跃迁所产生，因此，紫外吸收主要决定于分子的电子结构，故紫外光谱又称电子光谱。有机化合物分子结构中如含有共轭体系、芳香环等发色基团，均可在紫外区（200～400nm）或可见光区（400～800nm）产生吸收，通常使用的紫外-可见分光光度计的工作波长范围为190～900nm。

二、任务描述

取本品，加乙醇制成每 1ml 中含 0.5mg 的溶液，照紫外-可见分光光度法（通则 0401）测定，在 264nm 与 272nm 的波长处应有最大吸收。

1. "乙醇"的含义

乙醇未指明浓度时，均系指 95%（ml/ml）的乙醇。

2. "264nm 与 272nm"的含义

根据紫外-可见分光光度计的检定要求，测量结果可以在规定值±2nm 的范围内。即标准规定的 264nm 与 272nm 应是 264nm±2nm 和 272nm±2nm。

三、检验准备

1. 检验器具

紫外-可见分光光度计 1 台、电子天平 1 台、50ml 量瓶 1 个、比色皿 1 套、滤纸条若干、擦镜纸若干、称量纸、检查记录、笔等。

2. 试剂试药

乙醇。

四、操作过程

1. 供试液制备

电子天平插上电源，开机，清扫天平，调零，戴手套，取干净称量纸折叠好，放入天平内，关门，调零。精密称取吡喹酮约 25mg，记录重量，放置到 50ml 量瓶中，加乙醇溶解并定容至刻度，摇匀。

2. 仪器准备

（1）开机 紫外-可见分光光度计插上电源，开机，打开 UVWin6.0 紫外软件，稳定 30 分钟。

（2）参数设置 点击"测量"，选择"参数设置"，在对话框中设定：光度方式为"Abs"，起点"300nm"，终点"230nm"，扫描速度"中"，间隔"1.0nm"，点击确定。

3. 鉴别试验

(1) 取两只配套的洁净比色皿，手持磨砂面，装入乙醇，装入高度为 2/3～4/5，外壁如有液体先用吸水纸将液体吸干净，然后用擦镜纸自上往下进行擦拭。

(2) 打开样品槽盖，在参比池和样品池中分别放入装有乙醇的比色皿，磨砂面朝向自己，光面朝向镜头，盖紧槽盖，点击"基线扫描"，等待完成。

(3) 打开槽盖，取出样品池比色皿，倒掉比色皿中的乙醇，装样品溶液，擦净外壁，将装样品的比色皿放入样品池，盖紧槽盖，点击"开始"进行测定，记录光谱图。点击"峰值检出"，记录最大吸收波长。

五、结果判断

比对测量结果是否在标准要求范围内，若测量结果均在要求范围内，该项鉴别结论为"符合规定"；若测量结果有任何一个不在或均不在要求范围内，该项鉴别结论为"不符合规定"。

任务 2-3　红外鉴别

一、知识储备

化合物受红外辐射照射后，使分子的振动和转动运动由较低能级向较高能级跃迁，从而导致对特定频率红外辐射的选择性吸收，形成特征性很强的红外吸收光谱，红外光谱又称振-转光谱。

红外光谱是鉴别物质和分析物质化学结构的有效手段，已被广泛应用于物质的定性鉴别、定量测定，并用于研究分子间和分子内部的相互作用。

二、任务描述

本品的红外光吸收图谱应与对照的图谱（光谱集 190 图）一致。

三、检验准备

1. 检验器具

红外光谱仪 1 台、13mm 压片模具 2 套、压片机 1 台、玛瑙研钵 1 个、红外干燥灯 1 台、电子天平 1 台、称量纸、药匙。

2. 试剂试药

溴化钾（光谱纯）。

四、操作过程

1. 仪器准备

红外光谱仪插上电源，开机，开启电脑，打开"OMNIC"软件，进行联机，设置参数，稳定 30 分钟。

2. 溴化钾片制备

（1）电子天平插上电源，开机，清扫天平，调零，戴手套，取干净称量纸折叠好，放入天平内，关门，调零。称取约 200mg 溴化钾 2 份，在干燥灯下干燥。

（2）取供试品 1~2mg，置玛瑙研钵中，加入称量好的干燥溴化钾约 200mg，充分研磨，移至 13mm 压模中，使铺布均匀，压片机加压 15MPa 保持 1 分钟，取下压片模具上下冲头，目视检查制成的供试品片应均匀透明，无明显颗粒。同法制备溴化钾空白片。

3. 鉴别试验

（1）仪器参数设置　打开"OMNIC"软件，点击"采集"，单击"实验设置"，在弹出的对话框中扫描次数设置为"16"，背景扫描选择"采集样品前采集背景"，点击"确定"。

（2）样品测试　点击"采集"，选择"采集样品"，输入标题名称：吡喹酮，点击"确定"。将空白片置于仪器的光路中，在 $4000cm^{-1}$~$400cm^{-1}$ 进行扫描，进行空白扣除；将供试品片置于仪器光路中，在 $4000cm^{-1}$~$400cm^{-1}$ 进行扫描，录制光谱图。

五、结果判断

红外光吸收图谱与对照的图谱（光谱集 190 图）一致，鉴别结果为"符合规定"；反之为"不符合规定"。

任务 2-4　酸度检查

一、知识储备

甲基红指示剂的变色范围为 pH4.4~6.2，实验中用到的中性乙醇（对甲基红指示液显中性）不是 pH7.0，是在乙醇中加入甲基红指示液应是橙色的乙醇溶液，即乙醇的 pH 范围应为 4.4~6.2 之间。

二、任务描述

取本品 0.50g，加中性乙醇（对甲基红指示液显中性）15ml 溶解后，加甲基红指示液 1 滴与 0.01mol/L 氢氧化钠溶液 0.10ml，应显黄色。

三、检验准备

1. 检验器具

电子天平 1 台、100ml 烧杯 1 个、50ml 烧杯 1 个、50ml 量筒 1 个、称量纸、药匙。

2. 试剂试药

乙醇、甲基红、0.01mol/L 氢氧化钠溶液、0.01mol/L 盐酸溶液。

四、操作过程

（1）取乙醇 50ml，置 100ml 烧杯中，加入甲基红指示剂 3～5 滴，用 0.01mol/L 氢氧化钠溶液或 0.01mol/L 盐酸溶液调节溶液颜色为橙色。

（2）取供试品约 0.5g，精密称定，置 50ml 烧杯中，量取中性乙醇（对甲基红指示液显中性）15ml，溶解样品后加入甲基红指示液 1 滴与 0.01mol/L 氢氧化钠溶液 0.10ml。

五、结果判断

溶液颜色若显黄色，结果为"符合规定"；反之为"不符合规定"。

任务 2-5　干燥失重检查

一、知识储备

1. 干燥失重

药品的干燥失重系指药品在规定条件下干燥后所减失重量的百分率。减失的重量主要是水、结晶水及其他挥发性物质，如乙醇等。由减失的重量和取样量计算供试品的干燥失重。

干燥失重测定法常采用常压恒温干燥法、减压干燥法及干燥剂干燥法，后者又分常压、减压两种。

常压恒温干燥法适用于对热较稳定的药品；减压干燥法适用于对热较不稳定或其水分较难除尽的药品；干燥剂干燥法适用于受热分解且易挥发的供试品。

2. 恒重

除另有规定外，系指供试品连续两次干燥或炽灼后称重的差异在 0.3mg 以下的重量；干燥至恒重的第二次及以后各次称重均应在规定条件下继续干燥 1 小时后进行；炽灼至恒重的第二次称重应在继续炽灼 30 分钟后进行。

3. 干燥失重检查

取供试品，混合均匀（如为较大的结晶，应先迅速捣碎使成 2mm 以下的小粒），取约 1g 或各品种项下规定的重量，置与供试品相同条件下干燥至恒重的扁形称量瓶中，精密称定，除另有规定外，在 105℃干燥至恒重。由减失的重量和取样量计算供试品的干燥失重。

供试品干燥时，应平铺在扁形称量瓶中，厚度不可超过 5mm，如为疏松物质,厚度不可超过 10mm。放入烘箱或干燥器进行干燥时,应将瓶盖取下,置称量瓶旁,或将瓶盖半开进行干燥;取出时,须将称量瓶盖好。置烘箱内干燥的供试品,应在干燥后取出置干燥器中放冷,然后称定重量。

二、任务描述

按照《中国药典》(2020 年版)四部通则 0831 "干燥失重测定法"进行检验。

三、检验准备

烘箱 1 台、电子天平 1 台、扁形称量瓶 2 个、药匙、干燥器等。

四、操作过程

(1) 取扁形称量瓶,打开瓶盖,在 105℃ 干燥 1 小时,盖紧瓶盖。取出放干燥器中冷却 30 分钟,称量,记录重量。继续打开瓶盖放置在 105℃ 干燥 1 小时,盖紧瓶盖取出,放干燥器中冷却 30 分钟,称量,记录重量,重复上述干燥过程直至恒重,记录重量,备用。

(2) 精密称取供试品,记录重量,置恒重后的扁形称量瓶中。

(3) 打开瓶盖在 105℃ 干燥 1 小时,盖紧瓶盖取出,放干燥器中冷却 30 分钟,称量,记录重量。继续打开瓶盖放置在 105℃ 干燥 1 小时,盖紧瓶盖取出,放干燥器中冷却 30 分钟,称量,记录重量,重复上述干燥过程直至恒重(前后两次重量差小于 0.3mg)。

五、数据处理

$$干燥失重(\%) = \frac{m_1 + m_2 - m_3}{m_2} \times 100\%$$

式中,m_1 为称量瓶恒重重量,g;m_2 为供试品重量,g;m_3 为干燥至恒重的称量瓶与供试品总重,g。

六、结果判断

1. 判断标准

干燥失重不得过 0.5%。

2. 判断过程

结果不大于 0.5%,为"符合规定";大于 0.5% 为"不符合规定"。

任务 2-6 熔点测定

一、知识储备

1. 熔点

熔点系指一种物质按照规定的方法测定由固相熔化成液相时的温度，是物质的一项物理常数。依法测定熔点，可以鉴别或检查药品的纯净程度。

2. 熔点检查注意事项

"初熔"系指供试品在毛细管内开始局部液化出现明显液滴时的温度。

初熔之前，毛细管内的供试物可能出现"发毛""收缩""软化""出汗"等现象，在未出现局部液化的明显液滴和持续熔融过程时，均不作初熔判断。但如上述现象严重，过程较长或因之影响初熔点的观察时，应视为供试品纯度不高的标志而予以记录；并设法与正常的该品种作对照测定，以便于最终判断。

"发毛"系指毛细管内的柱状供试物因受热而在其表面呈现毛糙。

"收缩"系指柱状供试物向其中心聚集紧缩，或贴在某一边壁上。

"软化"系指柱状供试物在收缩后变软，而形成软质柱状物，并向下弯塌。

"出汗"系指柱状供试物收缩后在毛细管内壁出现细微液滴，但尚未出现局部液化的明显液滴和持续的熔融过程。

"终熔"系指供试品全部液化时的温度。

"熔距"系指初熔与终熔的温度差值。熔距值可反映供试品的化学纯度，当供试品存在多晶型现象时，在保证化学纯度的基础上，熔距值大小也可反映其晶型纯度。

测定熔融同时分解的供试品时，方法如上述，但调节升温速率使每分钟上升 $2.5 \sim 3.0 ℃$；供试品开始局部液化时（或开始产生气泡时）的温度作为初熔温度；供试品固相消失全部液化时的温度作为终熔温度。遇有固相消失不明显时，应以供试品分解物开始膨胀上升时的温度作为终熔温度。某些药品无法分辨其初熔、终熔时，可以将发生突变时的温度作为熔点。

二、任务描述

按照《中国药典》（2020 年版）四部通则 0612 "熔点测定法"进行检验。

三、检验准备

1. 检验器具

熔点测定仪 1 台、封端毛细管等。

2. 试剂试药

硅油。

四、操作过程

（1）样品准备　分取干燥失重后的供试品适量，置一端熔封的熔点测定用毛细管中，借助长短适宜的洁净玻璃管，垂直放在表面皿或其他适宜的硬质物体上，将毛细管自上口放入使自由落下，反复数次，使粉末紧密集结在毛细管的熔封端。装入供试品的高度约为3mm。

（2）测试　将传温液加热，待温度上升至较规定的熔点低限约低10℃时，将装有供试品的毛细管浸入传温液，贴附在温度传感器上（可用橡皮圈或毛细管夹固定），位置须使毛细管的内容物部分在温度传感器中部；继续加热，调节升温速率为每分钟上升1.0～1.5℃，加热时须不断搅拌使传温液温度保持均匀，记录供试品在初熔至终熔时的温度，重复测定3次，取其平均值，即得。

五、结果判断

1. 判断标准

136～141℃。

2. 判断过程

测试结果在136～141℃范围内，结果为"符合规定"；反之，结果为"不符合规定"。

任务 2-7　炽灼残渣检查

一、知识储备

1. 炽灼残渣

炽灼残渣系指将药品（多为有机化合物）经加热灼烧至完全灰化，再加硫酸0.5～1.0ml并炽灼至恒重后遗留的金属氧化物或其硫酸盐。

2. 炽灼残渣检查注意事项

（1）炭化与灰化的前一段操作应在通风柜内进行。供试品放入高温炉前，务必完全炭化并除尽硫酸蒸气。必要时，高温炉应加装排气管道。

（2）供试品的取用量，除另有规定外，一般为1.0～2.0g（炽灼残渣限度为0.1%～0.2%）。如有限度较高的品种，可调整供试品的取用量，使炽灼残渣的量为1～2mg。

（3）坩埚应编码标记，盖子与坩埚应编码一致。从高温炉中取出时的温度、先后次序，在干燥器内的放冷时间以及称量顺序，均应前后一致；同一干燥器内同时放置的坩埚最好不超过4个，否则不易达到恒重。

（4）坩埚放冷后干燥器内易形成负压，应小心开启干燥器，以免吹散坩埚内的轻质残渣。

二、任务描述

按照《中国药典》(2020 年版)四部通则 0841 "炽灼残渣检查法"进行检验。

三、检验准备

1. 检验器具

马弗炉 1 台、电阻炉 1 台、电子天平 1 台、干燥器 1 个、坩埚 2 个等。

2. 试剂试药

浓硫酸。

四、操作过程

(1) 空坩埚恒重 取洁净坩埚置高温炉内,将坩埚盖斜盖于坩埚上,经加热至 500~600℃ 炽灼约 30~60 分钟,停止加热,待高温炉温度冷却至约 300℃,取出坩埚,置适宜的干燥器内,盖好坩埚盖,放冷至室温(一般约需 60 分钟),精密称定坩埚重量(准确至 0.1mg)。再以同样条件重复操作,直至恒重,记录空坩埚重量,备用。

(2) 精密称取供试品 取供试品 1.0~2.0g,置已炽灼至恒重的坩埚内,记录样品重量。

(3) 炭化 将盛有供试品的坩埚置电炉上缓缓灼烧(应避免供试品受热骤然膨胀或燃烧而逸出),炽灼至供试品全部炭化呈黑色,并不再冒烟,放冷至室温(以上操作应在通风柜内进行)。

(4) 灰化 滴加硫酸 0.5~1.0ml,使炭化物全部湿润,继续在电炉上加热至硫酸蒸气除尽,白烟完全消失(以上操作应在通风柜内进行)。将坩埚置高温炉内,坩埚盖斜盖于坩埚上,在 500~600℃ 炽灼约 60 分钟,使供试品完全灰化。再以同样条件重复操作,直至恒重,记录重量。

五、数据处理

$$炽灼残渣（\%）=\frac{m_3-m_1}{m_2}\times 100\%$$

式中,m_1 为空坩埚恒重重量,g;m_2 为供试品重量,g;m_3 为干燥至恒重的空坩埚与供试品残渣总重,g。

六、结果判断

1. 判断标准

不得过 0.1%。

2. 判断过程

计算结果按"有效数字和数值的修约及其运算"修约,使其与标准中规定限度的有效数位一致。其数值≤0.1%时，判为"符合规定"；其数值＞0.1%时，则判为"不符合规定"。

任务 2-8 重金属检查

一、知识储备

重金属系指在规定实验条件下能与显色剂作用显色的金属。

由于实验条件不同，重金属检查分为三种检查方法。第一法适用于溶于水、稀酸或有机溶剂如乙醇的药品，供试品不经有机破坏，在酸性溶液中进行显色，检查重金属；第二法适用于难溶或不溶于水、稀酸或乙醇的药品，或受某些因素（如自身有颜色的药品、药品中的重金属不呈游离状态或重金属离子与药品形成配位化合物等）干扰不适宜采用第一法检查的药品，供试品需经有机破坏，残渣经处理后在酸性溶液中进行显色，检查重金属；第三法用来检查能溶于碱而不溶于稀酸（或在稀酸中即生成沉淀）的药品中的重金属。

二、任务描述

按照《中国药典》（2020年版）四部通则0821"重金属检查法"进行检验。

三、检验准备

1. 检验器具

水浴锅1台、25ml纳氏比色管2支、1ml刻度管1支、2ml移液管3支、25ml量筒1个、胶头滴管等。

2. 试剂试药

标准铅溶液、硫代乙酰胺试液、氨试液、硝酸、盐酸、酚酞指示液、pH3.5醋酸盐缓冲液、水。

四、操作过程

（1）取炽灼残渣项下遗留的残渣，加硝酸0.5ml，蒸干，至氧化氮蒸气除尽后，放冷，加盐酸2ml，置水浴上蒸干后加水15ml，滴加氨试液至对酚酞指示液显微粉红色，再加醋酸盐缓冲液（pH3.5）2ml，微热溶解后，移置纳氏比色管中，加水稀释成25ml，作为乙管。

（2）另取配制供试品溶液的试剂，置瓷皿中蒸干后，加醋酸盐缓冲液（pH3.5）2ml与水15ml，微热溶解后，移置纳氏比色管中，加标准铅溶液2.0ml，再用水稀释成25ml，作为甲管。

（3）在甲、乙两管中分别加硫代乙酰胺试液各2.0ml，摇匀，放置2分钟，同置白纸上，自上向下透视，比较甲乙管的颜色深浅。

五、结果判断

1. 判断标准

乙管中显示的颜色与甲管比较,不得更深。

2. 判断过程

甲管与乙管比较,乙管所呈颜色浅于甲管,判为"符合规定";反之,则判为"不符合规定"。

任务 2-9　有关物质检查

一、知识储备

1. 有关物质

有关物质系指药品在生产过程中产生的中间体与副产物的总和。

2. 主成分自身对照法

系将供试品溶液按照杂质限量稀释至规定浓度的溶液作为对照液,然后取供试液和对照液分别进样分析,供试品色谱图中的杂质峰与对照液色谱图中的主峰面积进行比较,应符合要求。

二、任务描述

1. 供试品溶液

取本品 20mg,置 100ml 量瓶中,加流动相溶解并稀释至刻度,摇匀。

2. 对照溶液

精密量取供试品溶液适量,用流动相定量稀释制成每 1ml 中含 2μg 的溶液。

3. 色谱条件

用十八烷基硅烷键合硅胶为填充剂;乙腈-水(60∶40)为流动相;检测波长为 210nm;进样体积 20μl。

4. 系统适用性要求

理论板数按吡喹酮峰计算不低于 3000。

5. 测定方法

精密量取供试品溶液与对照溶液,分别注入液相色谱仪,记录色谱图至主成分峰保留时间的 4 倍。

6. 限度

供试品溶液色谱图中如有杂质峰,各杂质峰面积的和不得大于对照溶液主峰面积(1.0%)。

按照《中国药典》（2020 年版）四部通则 0512 "高效液相色谱法"进行检验。

三、检验准备

1. 检验器具

高效液相色谱仪 1 台、电子天平 1 台、超声仪 1 台、抽滤装置 1 套、100ml 量瓶 2 个、1000ml 量筒 1 个、1000ml 烧杯 1 个、1ml 移液管 1 支、0.45μm 滤膜等。

2. 试剂试药

乙腈、水。

四、操作过程

1. 配制流动相

（1）计算需要配制的流动相的量　依据质量标准"有关物质"项下计算配制流动相的量，然后按比例取各组分混匀、过滤、脱气，备用。

（2）配制过程　量取色谱乙腈 600ml 与水 400ml，置 1000ml 烧杯中，混匀，超声 5 分钟。将抽滤装置连接好，将配好的流动相倒入抽滤瓶中进行过滤，过滤完成后倒入流动相瓶中，盖上瓶盖（不要拧紧）放入超声仪中超声 30 分钟，往烧杯中倒入约 300ml 备用。

2. 仪器准备

（1）安装色谱柱，平衡系统　按照"色谱条件与系统适用性试验"项下规定，选择十八烷基硅烷键合硅胶为填充剂的色谱柱。依次开启泵、检测器等各部分电源开关，待流动相的管路中有液体流出时按箭头方向连接安装色谱柱进口端，待色谱柱出口端有液体流出时接上色谱柱的出口端。然后设定流速、检测波长等参数，将色谱柱用去离子水冲洗 20~30 分钟以置换出色谱柱中的甲醇，然后更换流动相平衡 30 分钟左右，待基线走稳，仪器即可准备进样。（注意：色谱柱不能接反；更换流动相时要停泵）

（2）分析方法建立　点击"文件"，在下拉菜单中选择"新建方法文件"，按照要求设定 LC 结束时间（N_2）为 50min，泵流速为 1.0ml/min，压力限制（max）设定为 18MPa，检测波长设定为 210nm，柱温箱设定为 30℃。点击"文件"，在下拉菜单中选择"保存方法文件"，在弹出的对话框中选择方法储存位置及方法文件名称。

3. 溶液的制备

（1）空白溶液　将流动相倒入液相小瓶（液体装入高度不宜太少或太满，一般为液相小瓶高度的 1/4~3/4）。

（2）供试品溶液　精密称取本品约 20mg，置 100ml 量瓶中，加流动相溶解并稀释至刻度，摇匀。

（3）对照溶液　精密量取供试品溶液 1ml，置 100ml 量瓶中，用流动相稀释至刻度，摇匀。

4. 进样操作

（1）系统适用性试验

① 定义　用规定的对照品对仪器进行试验和调整，应达到规定的要求。

② 指标　n 符合规定要求（本品理论板数按吡喹酮峰计算不低于 3000）；$R \geq 1.5$；$RSD \leq 2.0\%$；T 在 $0.95 \sim 1.05$ 之间。

③ 目的　验证系统的可靠性、稳定性、重复性。

④ 操作　将对照溶液倒入液相小瓶，放入仪器样瓶盘中，点击助手栏的"单次进样"，在弹出的对话框中设置样品瓶号、样品瓶架、样品名称、数据文件、进样体积、进样次数（连续进样 5 针）、分析方法等信息，设置完毕后点击"确定"。完成进样，记录色谱图。分析完成后，点击助手栏"数据处理"按钮，选择样品图，记录对照溶液主峰的理论板数、R、T 并计算 5 针峰面积的平均值和 RSD，看是否符合要求。

（2）空白试验

① 目的　验证系统是否清洗干净。

② 要求　色谱图应该为一条平直的直线（除溶剂峰外）。

③ 操作　清洗进样器和进样口，取空白溶液（一般为溶剂）进样一针，直至色谱图为一条平直的直线（除溶剂峰外）。

（3）样品分析　取供试液进样，得色谱图，进行图谱积分处理，按照所得峰面积用外标法计算杂质含量。

5. 数据处理

样品分析完成后，点击助手栏"数据处理"按钮，选择样品图，记录对照品主峰面积及供试品杂质峰面积。

五、结果判断

1. 判断标准

供试品溶液色谱图中如有杂质峰，各杂质峰面积的和不得大于对照溶液主峰面积（1.0%）。

2. 判断过程

按照所得峰面积用外标法计算杂质含量不超过 1.0%，判为"符合规定"；反之，则判为"不符合规定"。

任务 2-10　含量测定

一、知识储备

1. 测定方法

吡喹酮含量测定采用的是高效液相色谱法外标法。

2. 外标法

外标法系指用待测组分的纯品作对照物质，在相同的色谱条件下以对照物质和样品中待测组分的响应信号相比较进行定量的方法。

按各品种项下的规定，精密称取对照品和供试品，配制成溶液，分别精密量取一定量，进样，记录色谱图，测量对照品溶液和供试品溶液中待测物质的峰面积，按下式计算含量：

$$c_x = (A_x/A_R) \times c_R$$

式中，A_x 为待测成分的峰面积或峰高；A_R 为对照品的峰面积或峰高；c_x 为待测成分的浓度；c_R 为对照品溶液的浓度。

外标法方法简便，不需用校正因子，不论样品中其他组分是否出峰，均可对待测组分定量。但外标法要求进样量必须准确，否则定量误差大。故当采用外标法测定供试品中某杂质或主成分含量时，以定量或自动进样器进样为好。

二、任务描述

1. 供试品溶液

取本品约 50mg，精密称定，置 100ml 量瓶中，加流动相适量，振摇使溶解，用流动相稀释至刻度，摇匀。精密量取 5ml，置 50ml 量瓶中，用流动相稀释至刻度，摇匀。

2. 对照品溶液

取吡喹酮对照品适量，精密称定，加流动相溶解并定量稀释制成每 1ml 中约含 50μg 的溶液。

3. 色谱条件与系统适用性要求

同"有关物质"项下。

4. 测定法

精密量取供试品溶液与对照品溶液，分别注入液相色谱仪，记录色谱图。按外标法以峰面积计算。

5. 限度

按干燥品计算，含 $C_{19}H_{24}N_2O_2$ 应为 98.0%～102.0%。

按照《中国药典》（2020 年版）四部通则 0512"高效液相色谱法"进行检验。

三、检验准备

1. 检验器具

高效液相色谱仪 1 台、电子天平 1 台、超声仪 1 台、抽滤装置 1 套、100ml 量瓶 2 个、50ml 量瓶 2 个、1000ml 量筒 1 个、1000ml 烧杯 1 个、0.45μm 滤膜等。

2. 试剂试药

乙腈、水。

四、操作过程

1. 溶液制备

（1）对照液　取吡喹酮对照品约 25mg，精密称定，置 50ml 量瓶中，加流动相溶解并稀释至刻度，摇匀。平行制备 2 个，分别是 S_1、S_2。

（2）供试液　取本品 50mg，精密称定，置 100ml 量瓶中，加流动相溶解并稀释至刻度，摇匀。平行制备 2 份，分别是 X_1、X_2。

2. 进样操作

（1）系统适用性试验　取对照液 S_1 连续进样 5 针，计算 5 针的峰面积的平均值、理论板数 n、分离度 R、拖尾因子 T、相对标准偏差 RSD，看是否符合要求（按吡喹酮峰计算 n 应不低于 3000；T 应在 $0.95\sim1.05$；RSD$\leqslant 2.0\%$）。有一项不符合，系统适应性试验不通过。

（2）回收率试验

① 定义　用已知含量的对照品作供试品进样分析，用外标法计算含量，与对照品的已知含量比较求得对照品的回收率，用以评价峰面积的重复性及对照品的准确性。

$$回收率(\%)=测得含量/已知含量\times 100\%$$

② 操作　取对照液 S_2 连续进样 2 针，按照外标法计算公式计算 2 针的回收率，分别应在 $98\%\sim102\%$ 之间。另外需计算 2 个回收率的相对偏差不得超过 2.0%。

（3）样品的测定　分别取供试液 X_1、X_2 各进样 1 针，计算 2 个含量及含量的相对偏差（RD），RD$\leqslant 2.0\%$。

（4）系统再验证　取对照液 S_1 进样 1 针，计算 6 针的 RSD，RSD$\leqslant 2.0\%$。

以上各项有一项不符合规定，应寻找原因重新操作。全部符合规定后，以 X_1、X_2 的平均含量作为该样品的实测含量。

其他流动相制备、分析方法建立、仪器准备等同"有关物质"项下。

五、数据处理

1. 计算公式

$$含量=\frac{\dfrac{A_{样}}{A_{对}}\times c_{对}\times D\times V}{W_{样}}\times 100\%$$

式中，$A_{样}$ 为供试品的峰面积；$A_{对}$ 为对照品的峰面积；$c_{对}$ 为对照品溶液的浓度；D 为稀释倍数；V 为样品溶解体积；$W_{样}$ 为样品的重量。

2. 处理过程

（1）计算百分含量　将 $A_{样}$、$A_{对}$、$c_{对}$、D、V、$W_{样}$ 分别代入上述公式，分别计算平行操作的两份吡喹酮供试品的百分含量。若两个平行操作的结果均在 $98.0\%\sim102.0\%$ 之内，再进行以下操作；若两个结果有一个不在范围内，则终止后面的操作，启动 OOS（OOS 全称 "out of specification"，即 "超出检验标准")调查。

(2) 计算二者的平均值。

(3) 计算相对偏差 将两个测定结果分别代入下式，计算相对偏差，不得超过1.5%。否则测定结果无效，偶然误差超过仪器分析限度要求。

$$RD = \frac{|X_1 - X_2|}{X_1 + X_2} \times 100\%$$

3. 注意事项

(1) 百分含量计算结果有效数字的保留参照标准中的含量限度（98.0%～102.0%），保留小数点后1位。

(2) 相对平均偏差保留小数点后1位。

六、结果判断

若相对偏差在2.0%以内且两个测定结果均在标准规定的限度之内（98.0%～102.0%），则以两个测定结果的平均值作为本品的含量测定结果，含量测定结论为"符合规定"；否则应启动OOS调查。

任务 2-11 微生物限度检查

一、知识储备

1. 限度标准

《中国药典》（2020年版）四部通则收载了该标准（通则1107）。非无菌药用原料的微生物限度标准是需氧菌可接受的最大菌数为 10^3 cfu/g（或 cfu/ml）；霉菌和酵母菌可接受的最大菌数为 10^2 cfu/g（或 cfu/ml），控制菌检查未做统一规定。

2. 检查项目

包括需氧菌总数、霉菌和酵母菌总数检查。

3. 微生物计数法

系指用于能在有氧条件下生长的嗜温细菌和真菌的计数。

4. 检查方法

包括平皿法、薄膜过滤法和最可能数法（most-probable-number method，简称MPN法）。供试品检查时，应根据供试品理化特性和微生物限度标准等因素选择计数方法，检测的样品量应能保证所获得的实验结果能够判断供试品是否符合规定。所选方法的适用性须经确认。

5. 检查环境

微生物限度检查应在不低于D级背景下的生物安全柜或B级洁净区域内进行。

二、任务描述

按照《中国药典》（2020年版）四部通则非无菌产品微生物限度检查：微生物计数法（通则1105）——薄膜过滤法检查，应符合规定。

三、检验准备

准备好实验所用的器具、试剂、培养基等，所有物品均需无菌。消毒灭菌的方式有干热灭菌（160℃、2小时）、湿热灭菌（除另有规定外，为121℃、30分钟）、消毒液表面消毒、紫外线空气消毒等方式。

1. 无菌室的清洁与消毒

按照无菌室的清洁要求清洁消毒微生物限度检查实验室；开启净化工作台、紫外灯进行消毒灭菌。

常用0.2％苯扎溴铵、75％乙醇（制乙醇棉球用）、3％～5％甲酚、5％甲醛、高锰酸钾等消毒剂。

用无菌纱布浸渍消毒液清洁超净台、无菌室、缓冲间的整个内表面、顶面、地板、传递窗、门把手。清洁消毒程序应从上到下，由内向外，从高洁净区到低洁净区，逐步向外退出洁净区域。开启无菌空气过滤器及紫外灯杀菌1~2小时，以杀灭存留微生物。

2. 检验器具

（1）设备　无菌室、超净工作台、恒温培养箱或生化培养箱、恒温水浴箱、电热干燥箱、冰箱、高压蒸汽灭菌器、天平（感量0.1g）、集菌仪。

（2）器材　无菌衣、裤、帽、口罩；称量纸及不锈钢药匙、酒精灯、乙醇棉球、乳胶手套、试管架、火柴、记号笔、0.45μm的滤膜；锥形瓶、量筒、刻度吸管（10ml）、培养皿、玻璃或搪瓷消毒缸（带盖）。玻璃器皿均于160℃干热灭菌2小时备用。

（3）培养基　微生物计数法用的培养基主要为胰酪大豆胨琼脂培养基、沙氏葡萄糖琼脂培养基。

① 胰酪大豆胨琼脂培养基　称取本品4.0g至锥形瓶中，加入100ml纯化水溶解，摇匀后用牛皮纸包扎瓶口，在121℃高压灭菌15分钟，保存备用。

② 沙氏葡萄糖琼脂培养基　称取本品3.0g至锥形瓶中，加入100ml纯化水，溶解，摇匀后用牛皮纸包扎瓶口，在121℃高压灭菌15分钟，保存备用。

（4）稀释液或冲洗液　pH7.0无菌氯化钠-蛋白胨缓冲液　取磷酸氢二钾3.56g、磷酸氢二钠7.23g、氯化钠4.30g、蛋白胨1.0g，加纯化水1000ml溶解，分装至250ml锥形瓶（100ml/瓶）中，在121℃高压灭菌15分钟，保存备用。

将供试品及所有已灭菌的实验物品在实验前移至无菌室的传递窗内，开启传递窗的紫外灯进行容器外表面消毒灭菌。实验物品要准备足够用量，操作中严禁出入无菌室。

四、操作过程

1. 进入无菌室

（1）按规定换鞋　开启微生物限度检查室外门，坐在双面鞋橱上，将脱下的鞋放入隔断外侧。转身向里换上内侧一更拖鞋，进入第一更衣室，进入后立即关门。

（2）第一次更衣　进入相应一次更衣间后，脱下工作服放入一更更衣橱内，换上洁净的白大褂。先用水和皂液仔细清洗双手后在干手器下烘干，开启相应的二次更衣间，进入后立即关门。

（3）二次换鞋　在换鞋区换上已消毒的鞋。

（4）二次更衣　在无菌衣存放柜内取出无菌衣，先戴好衬帽，再穿无菌衣，穿戴整齐后，手在自动喷雾消毒器下消毒，从无菌衣袋中取出 PE 手套，戴好后进入无菌室。

2. 制备供试液

操作前先用乙醇棉球擦手，再用碘伏棉球（也可用乙醇棉球）擦拭供试品盒或袋的开口处周围，待干后用灭菌的手术镊或剪将供试品启封。

用无菌操作技术称取吡喹酮原料药 10g（2个以上独立包装），至 100ml 灭菌稀释液中，振摇，混匀，作为 1∶10 供试液。

3. 制备培养基平板

取出事先融化的胰酪大豆胨琼脂培养基和沙氏葡萄糖琼脂培养基，倾注约 15ml 至灭菌平皿中，置操作台上待凝。倾注和放置平皿时切勿将培养基溅到皿边及皿盖上。每种培养基各制备 2 个平皿。

4. 检查

吸取 1∶10 供试液 10ml 至集菌仪中过滤，用 100ml 冲洗液冲洗滤膜，冲洗滤膜 3~5 次。冲洗后取出滤膜，菌面朝上贴于胰酪大豆胨琼脂培养基（需氧菌总数）或沙氏葡萄糖琼脂培养基（霉菌、酵母菌总数）上培养。每种培养基制备 1 张滤膜。

5. 阴性对照

用 1 支 10ml 刻度吸管吸取稀释剂 10ml，按照供试品检查方法过滤至集菌仪中。过滤后取出滤膜，菌面朝上贴于胰酪大豆胨琼脂培养基（需氧菌总数阴性对照）或沙氏葡萄糖琼脂培养基（霉菌、酵母菌总数阴性对照）上培养。每种培养基制备 1 张滤膜。

6. 培养

需氧菌计数平板倒置于 30~35℃培养箱中培养 3~5 天。霉菌和酵母菌计数平板倒置于 20~25℃培养箱中培养 5~7 天。

7. 计数

观察计数，需氧菌总数是指胰酪大豆胨琼脂培养基上生长的总菌落数（包括真菌菌落数）；霉菌和酵母菌总数是指沙氏葡萄糖琼脂培养基上生长的总菌落数

（包括细菌菌落数）。观察菌落生长情况，点计平板上生长的所有菌落数并计算供试液的平均菌落数。

8. 书写记录

正确书写微生物限度检查记录，给出检验结论，发放检验报告。

9. 清理实验场所

实验后应妥善处理使用的培养基和其他有害废弃物。做好书面记录和存档。先用清洁毛巾擦拭台面、设备表面、地面直至干净，再用消毒棉球对净化操作台、生物安全柜内表面进行消毒。完成后，填写《洁净室清洁消毒记录》。

10. 注意事项

（1）供试品检验全过程必须符合无菌技术要求。

（2）脱水培养基应完全溶解于水，再分装与灭菌。配制时应注意不要过度加热，以避免培养基颜色变深。培养基的分装量不得超过容器的 2/3，以免灭菌时溢出。

（3）倾注和摇动培养基应尽量平稳，勿使培养基外溢。

（4）移液管尖端不可接触任何可能污染的容器或用具。

（5）吸管快速吹打，不能用嘴吹吸，吸管内放棉花。

（6）取液要准确，尽量减少误差。

（7）培养基配制后，微生物易增殖，须在 2 小时内灭菌，避免微生物繁殖。

（8）所有带菌的物品均需要灭菌后再处理，包括一次性的培养皿和移液管、口罩、一次性隔离衣等。

（9）菌落蔓延生长成片的平板不宜计数。

五、结果判断

1. 判断依据

需氧菌总数不超过 2000cfu/g；霉菌和酵母菌总数不得过 200cfu/g。

2. 判断过程

（1）若各滤膜上均无菌生长，以<1 个/g 报告菌数；

（2）若各滤膜上有菌生长，以每张滤膜上实际生长的微生物数作为 1g 吡喹酮原料药中所含的微生物数，取两位有效数字报告。

项目考核

一、知识考核

（一）单选题

1.《中国药典》（2020 年版）中"乙醇"是指（　　）。

A. 纯乙醇　　　　B. 95％乙醇　　　　C. 75％乙醇　　　　D. 50％乙醇

2. 直接酸碱滴定法测定阿司匹林含量时，所用的"中性乙醇（对酚酞显中性）"溶剂是指（　　）。

A. pH＝7.0 的乙醇
B. 无水乙醇
C. 符合《中国药典》（2020 年版）所规定的乙醇
D. 对酚酞指示液显中性的乙醇

3. 用炽灼残渣项下得到的残渣检查重金属时，炽灼温度为（　　）。
   A. 500～600℃　　　　　　　　　B. 600～700℃
   C. 700～800℃　　　　　　　　　D. 800～900℃

4. 熔融同时分解样品进行熔点测定时，升温速率选择每分钟升温（　　）。
   A. 1.0～1.5℃　　　　　　　　　B. 1.5～2.0℃
   C. 2.0～2.5℃　　　　　　　　　D. 2.5～3.0℃

5. 鉴别的目的是判断药物的（　　）。
   A. 优劣　　　　B. 真伪　　　　C. 纯度　　　　D. 质量

6. 重金属检查中，加入硫代乙酰胺使溶液控制最佳的 pH 值是（　　）。
   A. 1.5　　　　B. 2.5　　　　C. 3.5　　　　D. 7.5

7. 重金属检查通常以（　　）为代表。
   A. 铜　　　　B. 砷　　　　C. 铅　　　　D. 汞

8. 烘箱干燥法一般的干燥温度为（　　）。
   A. 95℃　　　　B. 105℃　　　　C. 115℃　　　　D. 125℃

9. 恒重是指连续两次干燥或炽灼残渣的重量差异在（　　）以下。
   A. 0.2mg　　　　B. 0.3mg　　　　C. 0.4mg　　　　D. 0.5mg

10. 精密称定是指称取重量准确至所取重量的（　　）。
    A. 十分之一　　　B. 百分之一　　　C. 千分之一　　　D. 万分之一

11. 高效液相色谱法流动相过滤一般使用的滤膜孔径为（　　）。
    A. 0.22μm　　　B. 0.45μm　　　C. 0.6μm　　　D. 0.8μm

12. 红外光谱检查时，使用的溴化钾级别为（　　）。
    A. 化学纯　　　B. 分析纯　　　C. 光谱纯　　　D. 工业纯

13. 药物中的有关物质属于（　　）。
    A. 无机杂质　　　B. 有机杂质　　　C. 重金属　　　D. 铁盐

14. 高效液相色谱法流动相配置使用试剂的级别为（　　）。
    A. 化学纯　　　B. 分析纯　　　C. 光谱纯　　　D. 色谱纯

15. 药物中的重金属是指（　　）。
    A. Pb^{2+}
    B. 影响药物安全性和稳定性的金属离子
    C. 原子量大的金属离子
    D. 在规定条件下与硫代乙酰胺或硫化钠显色的金属杂质

16. 干燥失重检查法检查含有结晶水的药物时，干燥温度为（　　）。
    A. 180℃　　　B. 105℃　　　C. 140℃　　　D. 80℃

17. 红外光谱的横坐标比较常见的是（　　）。
    A. 波数　　　B. 波长　　　C. 吸光度　　　D. 透光率

18. 重金属检查时，要求不得过 20ppm 是中的 "ppm" 指（　　）。
    A. 百分之一　　B. 千分之一　　C. 百万分之一　　D. 十亿分之一

19. 《中国药典》检查残留有机溶剂采用的方法为（　　）。

A. TLC 法　　　　B. HPLC 法　　　　C. UV 法　　　　D. GC 法

20. 下列不属于一般杂质的是（　　）。

A. 氯化物　　　　　　　　　　　B. 重金属

C. 氰化物　　　　　　　　　　　D. 2-甲基-5-硝基咪唑

（二）判断题

（　　）1. 红外光谱不仅包括振动能级的跃迁，也包括转动能级的跃迁，又称为振-转光谱。

（　　）2. 紫外-可见分光光度法可用于药物的鉴别及含量测定。

（　　）3. 药物检测时，其他检测项目无问题时溶解度检查可以不做。

（　　）4. 样品的熔程范围越大，说明样品的纯度越高。

（　　）5. 炽灼残渣的温度一般为 500～600℃。

（　　）6. 重金属检查法常用的显色剂有硫化氢、硫化钠、硫代乙酰胺。

（　　）7. 干燥失重主要是控制药物中水分，也包括其他挥发性物质。

（　　）8. 药物中的杂质检查一般要求测定其准确含量。

（　　）9. 药物的干燥失重测定属于药物的特殊杂质检查法。

（　　）10. 减压干燥时，称量瓶双层中空玻璃盖应放入减压干燥器内一起干燥。

（三）简答题

现有吡喹酮原料药 1 批，完成以下工作方案设计：

(1) 写出吡喹酮的检验项目。

(2) 请写出有关物质检查的简要步骤及注意点。

二、技能考核

按照表 2-2 进行技能考核，贯穿项目全过程。

表 2-2　吡喹酮综合检验技能考核评价标准

评价项目		评价标准	分数
预习（10分）		检验方案设计符合规范	5
		观看操作视频和教学视频	5
准备（10分）		试剂、器具准备齐全，器具选用合理	10
操作（53分）	外观性状（2分）	观察记录正确	2
	溶解度（2分）	称样过程规范正确	1
		操作规范，结果正确	1
	熔点（3分）	样品制备处理得当	1
		熔点仪操作规范流畅	1
		数据记录规范，结果判断正确	1
	紫外鉴别（5分）	称样过程规范正确	1
		溶液制备处理得当	1
		紫外-可见分光光度计操作规范流畅	2
		数据记录规范，结果判断正确	1

续表

评价项目		评价标准	分数
操作(53分)	红外鉴别 (6分)	称样过程规范正确	1
		样品制备处理得当	2
		红外分光光度计操作规范流畅	2
		数据记录规范,结果判断正确	1
	酸度检查 (3分)	称样过程规范正确	1
		操作过程规范正确	1
		数据记录规范,结果判断正确	1
	干燥失重 (3分)	称量过程规范正确	1
		操作过程规范正确	1
		数据记录规范,结果判断正确	1
	炽灼残渣检查 (3分)	称量过程规范正确	1
		操作过程规范正确	1
		数据记录规范,结果判断正确	1
	重金属检查 (4分)	操作过程规范正确	2
		数据记录规范,结果判断正确	2
	有关物质 (6分)	称样过程规范正确	1
		样品及流动相制备处理得当	2
		高效液相色谱仪操作规范流畅	2
		数据记录规范,结果判断正确	1
	含量测定 (6分)	称样过程规范正确	1
		样品及流动相制备处理得当	2
		高效液相色谱仪操作规范流畅	2
		数据记录规范,结果判断正确	1
	微生物限度检查(10分)	检查前器具、培养基、稀释液等准备充分,灭菌处理得当	3
		检查过程操作规范,无菌意识强	4
		培养、计数、结果判断正确	3
结果(10分)	记录报告	全检记录与报告整洁规范,书写认真无涂改	6
	检验结果	结果准确	4
职业素养 (10分)		自觉穿戴实验服,遵守实验操作规程和实验室安全管理规程	2
		操作过程系统条理,质量意识、环保意识、无菌意识强	2
		操作各环节能及时记录数据,书写规范,涂改处有签字	2
		操作过程及时做好各种标识,防止混淆	2
		实验过程台面干净整洁,仪器用完洗刷干净及时归位	2
劳动意识(7分)		实验完毕,自主清理实验台,打扫实验室卫生,做好垃圾分类	7
合计			100

项目三　维生素C片检验

[岗位职责]
（1）负责公司生产的片剂成品、半成品以及留样片剂的全检工作。
（2）配合公司新药研发片剂的项目分析。
（3）负责片剂分析岗位的验证、审计等工作。
（4）负责片剂分析岗位所用仪器设备的维护、计量与管理。

[工作环境]
普通工作室、天平室、理化检测室、小型仪器室、溶出度测定室、紫外光谱实验室、精密仪器室、微生物限度检查室等。

[工作要求]
1. 知识目标
掌握片剂的检验项目、检验流程、标示百分含量的表示方法等基础知识；熟悉片剂全检记录与报告的书写，有效数字的处理与结果判定；了解维生素C药物的结构及理化性质。

2. 能力目标
掌握片剂全检的操作流程、检验结果的判断及相关仪器的使用与维护技能。

3. 素质目标
严格按照标准操作规程操作；及时、如实记录检验数据；严谨、诚信、精益求精。

项目概述

维生素C片，临床上主要用于预防坏血病，也可用于各种急慢性传染疾病及紫癜等的辅助治疗。

一、知识储备

维生素C，又称维他命C，化学名L-抗坏血酸，是一种多羟基化合物，化学式为$C_6H_8O_6$，分子量176.12，结构式如图3-1所示，具有烯二醇结构和内酯环，且有2个手性碳原子。

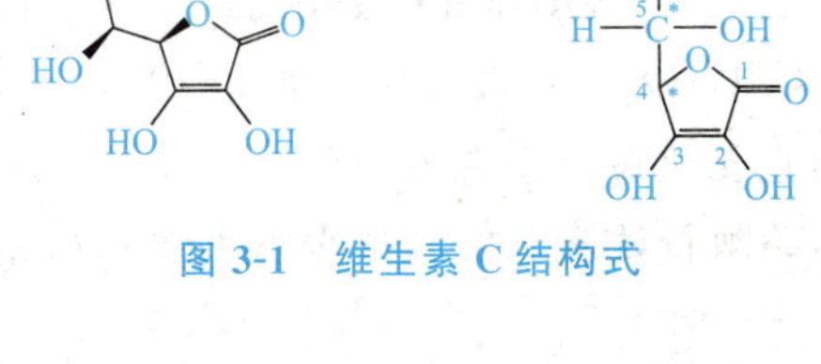

图3-1　维生素C结构式

（一）维生素 C 的物理性质

维生素 C 为白色结晶或结晶性粉末，无臭，味酸，久置色渐变微黄。在水中易溶，呈酸性，在乙醇中略溶，在三氯甲烷或乙醚中不溶。

（二）维生素 C 的化学性质

1. 酸性

维生素 C 分子结构中具有烯二醇结构，分子中第 2 及第 3 位上两个相邻的烯醇式羟基极易解离而释出 H^+，故具有酸的性质。但 C_2—OH 由于受共轭效应影响，酸性极弱（$pK_2=11.57$），C_3—OH 酸性则较强（$pK_1=4.17$），故维生素 C 一般表现为一元酸，可与碳酸氢钠作用呈钠盐。

2. 还原性

分子结构中的烯二醇基具有极强的还原性，易被氧化成二酮基而成为去氢抗坏血酸，但其反应是可逆的，并且抗坏血酸和脱氢抗坏血酸具有同样的生理功能，去氢抗坏血酸在碱性溶液或强酸性溶液中可进一步水解生成二酮古洛糖酸而失去活性。

3. 水解性

维生素 C 和碳酸钠作用可生成单钠盐，不致发生水解，因双键使内酯环变得稳定，但在强碱溶液中，内酯环可水解，生成酮酸盐。

4. 糖类的性质

维生素 C 的结构与糖相似，因而具有糖类性质的反应。

（三）维生素 C 的光学性质

1. 旋光性

维生素 C 分子结构中含有 2 个手性碳原子，具有 4 种光学异构体，因而具有旋光性。

2. 紫外吸收

维生素 C 分子中具有共轭双键，其稀盐酸溶液在 243nm 处有最大吸收，若在中性或碱性条件下，则红移至 265nm。

二、质量标准

《中国药典》（2020 年版）二部。

维生素 C 片

Weishengsu C Pian

Vitamin C Tablets

本品含维生素 C（$C_6H_8O_6$）应为标示量的 93.0%～107.0%。

【性状】　本品为白色至略带淡黄色片。

【鉴别】　（1）取本品细粉适量（约相当于维生素 C 0.2g），加水 10ml，振摇使维生素C溶解，滤过，滤液照维生素C鉴别（1）项试验，显相同的反应。

（2）照薄层色谱法（通则0502）试验。

供试品溶液 取本品细粉适量（约相当于维生素C 10mg），加水10ml，振摇使维生素C溶解，滤过，取滤液。

对照品溶液 取维生素C对照品适量，加水溶解并稀释制成每1ml中约含1mg的溶液。

色谱条件 采用硅胶GF_{254}薄层板，以乙酸乙酯-乙醇-水（5∶4∶1）为展开剂。

测定法 吸取供试品溶液与对照品溶液各2μl，分别点于同一薄层板上，展开，取出，晾干，立即（1小时内）置紫外光灯（254nm）下检视。

结果判定 供试品溶液所显主斑点的位置和颜色应与对照品溶液的主斑点相同。

【检查】 **溶液的颜色** 取本品细粉适量（相当于维生素C 1.0g），加水20ml，振摇使维生素C溶解，滤过，滤液照紫外-可见分光光度法（通则0401），在440nm的波长处测定吸光度，不得过0.07。

其他 应符合片剂项下有关的各项规定（通则0101）。

【含量测定】 取本品20片，精密称定，研细，精密称取适量（约相当于维生素C 0.2g），置100ml量瓶中，加新沸过的冷水100ml与稀醋酸10ml的混合液适量，振摇使维生素C溶解并稀释至刻度，摇匀，迅速滤过，精密量取续滤液50ml，加淀粉指示液1ml，立即用碘滴定液（0.05mol/L）滴定至溶液显蓝色并持续30秒钟不褪。每1ml碘滴定液（0.05mol/L）相当于8.806mg的$C_6H_8O_6$。

【类别】 同维生素C。

【规格】 （1）25mg　（2）50mg　（3）100mg　（4）250mg

【贮藏】 遮光，密封保存。

三、检验项目

根据维生素C片的质量标准，该产品的质量检验包括性状检查、化学鉴别、薄层鉴别、溶液颜色检查、"其他"和含量测定等项目。关于"其他"，应如何理解？

《中国药典》（2020年版）四部通则0101"片剂"中规定，"除另有规定外，片剂应进行以下相应检查"。一是"重量差异"检查，并且规定"凡正文中规定检查含量均匀度的片剂，一般不再进行重量差异检查"；二是"崩解时限"检查，并且规定"凡正文规定检查溶出度、释放度的片剂，一般不再进行崩解时限检查，咀嚼片不进行崩解时限检查"；三是"微生物限度"检查，并且规定"检查杂菌的生物制品片剂，可不进行微生物限度检查"；四是分散片需要做"分散均匀性"检查；五是阴道泡腾片需要做"发泡量"检查。

由于维生素C片的质量标准中未规定做溶出度和含量均匀度的检查，且不是咀嚼片，也不是分散片和阴道泡腾片，因此按照通则的要求，"其他"项下应该增做"重量差异"检查、"崩解时限"检查和"微生物限度"检查三个项目。

综上分析，维生素C片应做性状检查、化学鉴别、薄层鉴别、溶液颜色检查、重量差异检查、崩解时限检查、微生物限度检查和含量测定共 8 个项目。

四、质量指标

维生素 C 片的质量标准中对 8 个检验项目应该达到的质量要求进行了规定和描述，药品检验岗位通常将其整理形成质量指标如表 3-1 所示，写进维生素 C 片的检验操作规程中，作为检验记录书写的参考和检验结果判断的依据。

表 3-1 维生素 C 片的质量指标

项目		标准
性状	外观	本品为白色至略带淡黄色片
鉴别	化学鉴别	应呈正反应
	薄层鉴别	供试品溶液所显主斑点的位置和颜色应与对照品溶液的主斑点相同
检查	溶液颜色	吸光度不得过 0.07
	重量差异	不得过 ±7.5%
	崩解时限	不得过 15 分钟
	微生物限度	需氧菌总数不超过 10^3 cfu/g；霉菌和酵母菌总数不得过 10^2 cfu/g；大肠埃希菌不得检出
含量测定		本品含维生素 C($C_6H_8O_6$) 应为标示量的 93.0%～107.0%

五、检验流程

除另有规定外，片剂的全检程序通常按照先简单后复杂的原则进行。根据这个原则，确定维生素 C 片的检验流程为：①取本品 20 片，先进行性状检查；②做重量差异检查；③研细；④称取细粉适量，将需要做鉴别、溶液颜色检查和含量测定的药品粉末一次都称取至适宜的容器中（保证所有检验项目用的是同一份样品细粉）；⑤分别制备溶液，逐项进行检验；⑥所有检验项目合格后，进行微生物限度检查；⑦书写检验记录，发放检验报告。

任务 3-1 性状检查

一、知识储备

1. 片剂的性状要求

每个片剂的质量标准中都对"性状"做了具体要求，这个要求主要指的是片剂的外观，包括颜色、形状、剂型、存在状态等。

除此之外，每家企业的质量内控还规定了片剂的外观应完整光洁、色泽均匀、无异物、无杂斑，并要有适宜的硬度和耐磨性，以免包装、运输过程中发生磨损或破碎。

关于片剂硬度的控制，除另有规定外，非包衣片应符合《中国药典》（2020年版）四部通则 0923"片剂脆碎度检查法"要求。

2. 脆碎度检查法

片重为 0.65g 或以下者取若干片，使其总重约为 6.5g；片重大于 0.65g 者取 10 片。用吹风机吹去片剂脱落的粉末，精密称重，置脆碎度检查仪的圆筒中，转动 100 次。取出，同法除去粉末，精密称重，减失重量不得过 1％，且不得检出断裂、龟裂及粉碎的片。本试验一般仅作 1 次。如减失重量超过 1％时，应复测 2 次，3 次的平均减失重量不得过 1％，并不得检出断裂、龟裂及粉碎的片。

二、任务描述

一是通过目视观察，本品应为白色至略带淡黄色片。二是由于本品为非包衣片，所以还需做"脆碎度"检查。

三、检验准备

维生素 C 片、白纸、镊子、片剂脆碎度检查仪。

四、操作过程

1. 外观检查

随机取维生素 C 片若干，肉眼观察有无掉盖、麻点、碎裂等现象，按照质量标准"性状"项下的语言描述供试品的剂型、色泽、形状及存在状态等信息，如实记录。

记录书写示例：本品为白色圆形片。

2. 脆碎度检查

取维生素 C 片约为 6.5g，用吹风机吹去片剂脱落的粉末，精密称重，置脆碎度检查仪圆筒中，转动 100 次。取出，同法除去粉末，精密称重，计算减失重量。

视频 3-1

五、结果判断

1. 外观性状

将记录的外观性状与质量指标性状项下描述的现象进行比较，如完全一致，检验结果为"符合规定"，否则为"不符合规定"。

2. 脆碎度检查

脆碎度检查前后减失重量若不超过 1％，且无断裂、龟裂及粉碎片出现，则本项检查"符合规定"。反之，应复测 2 次，3 次的平均减失重量不超过 1％，且无断裂、龟裂及粉碎片出现，仍判"符合规定"，否则为"不符合规定"。

任务 3-2 重量差异检查

一、知识储备

1. 重量差异检查概念

重量差异检查系指按规定称量方法测定每片的重量与平均片重之间的差异程度。

2. 差异限度

《中国药典》（2020年版）对重量差异的限度要求见表 3-2 所示。

表 3-2 片剂的重量差异限度

平均片重或标示片重	重量差异限度
0.3g 以下	±7.5%
0.30g 或 0.30g 以上	±5%

二、任务描述

取供试品 20 片，精密称定总重量，求得平均片重后，再分别精密称定每片的重量，每片的重量与平均片重相比较，边称量边记录。

三、检验准备

1. 检验器具

天平、研钵、镊子、手套、称量纸、检查记录、笔、供试品等。

2. 试剂试药

维生素 C 片。

视频 3-2

四、操作过程

（1）插上电源，开机，清扫天平，调零，戴手套，取干净称量纸折叠好，放入天平内，关门，调零。

（2）取维生素 C 片 20 片，精密称定总重量并记录，计算平均片重。

（3）以 20 片的总重量为零，将天平调零，取下一片，此时天平减少的重量刚好是取下的那个药片的重量，记录此时天平所显示的"负值"。再调零，再取下一片，记录……，如此重复操作，完成每片的称定。

五、结果判断

1. 判断标准

每片的重量与平均片重相比较，均未超出重量差异限度；超出重量差异限度的药片不多于2片,且均未超出限度的1倍,均判为符合规定。每片的重量与平均片重相比较,超出重量差异限度的药片多于2片;或超出重量差异限度的药品虽不多于2片,但有1片超出限度1倍,均判为不符合规定。

2. 判断过程

(1) 计算限度范围和限度加倍范围　根据维生素C片的平均片重,查表3-2,确定其差异限度为±5%还是±7.5%。然后计算维生素C片的合格范围,即平均片重×(1−差异限度)～平均片重×(1+差异限度);计算限度加倍范围,即平均片重×(1−2倍差异限度)～平均片重×(1+2倍差异限度)。

实例3-1　某一批维生素C片的平均片重为0.1400g,计算其限度范围和限度加倍范围。

解析:根据表3-2,维生素C片的平均片重在0.30g以下,故差异限度为±7.5%。

所以重量差异限度范围为：$0.1400 \pm 0.1400 \times 7.5\% = 0.130 \sim 0.151$g

重量差异限度加倍范围为：$0.1400 \pm 0.1400 \times 15\% = 0.119 \sim 0.161$g

(2) 比较差异情况　观察每片的重量是否超出合格范围,若有超出合格范围的,再看是否超出限度加倍范围,记录超出的片数。

(3) 结果判断　根据超出的片数,依据判断标准进行结果判断,记录检验结果和检验结论。

任务 3-3　化学鉴别

一、知识储备

1. 药物鉴别的目的

药物鉴别的目的是判断药物的真伪。

2. 药物鉴别的方法

药物鉴别的方法包括化学鉴别法、仪器鉴别法(光谱法、色谱法、物理常数测定法)和生物鉴别法等。

3. 化学鉴别的原理

化学鉴别系根据药物与化学试剂在一定条件下发生的化学反应所产生的颜色、沉淀、气体、荧光等现象,鉴别药物真伪的方法。包括呈色法、沉淀法、呈现荧光法、生成气体法、衍生物制备法及特异焰色法。

二、任务描述

取本品细粉适量(约相当于维生素C 0.2g),加水10ml,振摇使维生素C溶解,滤过,滤液照维生素C鉴别(1)项试验,显相同的反应。

1. "约相当于维生素C 0.2g"的含义

系指称取的样品细粉m克中含纯的维生素C为0.2g,其他为辅料重量。应该称取的量(m)可按公式"m=约相当于的质量×平均片重/标示量"计算。

已知本品的规格为 0.1g（标示量），即每片维生素 C 片中含主成分维生素 C 的质量为 0.1g。要称取"约相当于维生素 C 为 0.2g"，即相当于 2 片维生素 C 片的重量，每片维生素 C 的重量用平均片重代替。所以称取维生素 C 细粉的重量（m）应为 2 倍的平均片重的质量。

"约"系指在确定的称样量（m）的±10％范围内即可。

2. "照维生素 C 鉴别（1）项试验"的含义

系指"维生素 C"原料药质量标准中"鉴别"项下（1）的内容。

查阅《中国药典》（2020 年版）二部 1480 页"维生素 C"，得"鉴别"项下（1）的内容为：取本品 0.2g，加水 10ml 溶解后，分成二等份，在一份中加硝酸银试液 0.5ml，即生成银的黑色沉淀；在另一份中，加二氯靛酚钠试液 1～2 滴，试液的颜色即消失。

三、检验准备

1. 检验器具

研钵 1 个、50ml 小烧杯 1 个、试管 2 支、漏斗 1 个、滤纸 1 张。

2. 试剂试药

纯化水、硝酸银试液、二氯靛酚钠试液。

四、操作过程

1. 供试液制备

将"重量差异"检查完毕后的 20 片维生素 C 片置研钵中，研磨成细粉，备用。称取约 2 倍平均片重的细粉至 50ml 小烧杯中或者大试管中，加水 10ml，振摇使维生素 C 溶解，滤过至试管中，分成二等份。

2. 鉴别试验

（1）取其中一份，往试管中滴加硝酸银试液 0.5ml，记录反应现象。

（2）取另一份，往试管中滴加二氯靛酚钠试液 1～2 滴，记录反应现象。

五、结果判断

若记录的现象与"质量标准"中该项目项下描述的一致，则结果记为"呈正反应"，该项鉴别结论为"符合规定"；反之则为"负反应"，该项鉴别结论为"不符合规定"。

任务 3-4　薄层鉴别

一、知识储备

薄层色谱法鉴别系基于同一种物质在相同条件下的薄层色谱行为相同。一般采用对照品（或标准品）比较法，将供试品和对照品（或标准品）按药典规定，用同种溶剂配成同样浓度的溶液。在同一层板上点样、展开、显色，要求供试品斑点应与对照品（或标准品）斑点的位置（R_f）和颜色一致。

二、任务描述

照薄层色谱法（通则0502）试验。

供试品溶液 取本品细粉适量（约相当于维生素 C 10mg），加水 10ml，振摇使维生素 C 溶解，滤过，取滤液。

对照品溶液 取维生素 C 对照品适量，加水溶解并稀释制成每 1ml 中约含 1mg 的溶液。

色谱条件 采用硅胶 GF254 薄层板，以乙酸乙酯-乙醇-水（5∶4∶1）为展开剂。

测定法 吸取供试品溶液与对照品溶液各 2μl，分别点于同一薄层板上，展开，取出，晾干，立即（1小时内）置紫外光灯（254nm）下检视。

结果判定 供试品溶液所显主斑点的位置和颜色应与对照品溶液的主斑点相同。

其中，"照薄层色谱法（通则0502）试验"的含义系指查阅《中国药典》（2020年版）四部通则0502，按照该通则项下的步骤和要求来操作。

三、检验准备

1. 检验器具

硅胶 GF254 薄层板 1 张（市售薄层板 10cm×10cm）、展开缸 1 个、点样器、紫外光灯、电子天平、10ml 刻度吸管、50ml 小烧杯、漏斗 1 个、滤纸 1 张。

2. 试剂试药

纯化水、乙酸乙酯、乙醇、维生素 C 对照品。

四、操作过程

视频 3-4

1. 溶液的制备

（1）供试品溶液 在万分之一天平上称取本品细粉约 10mg×平均片重/100mg 的量至大试管中，加水 10ml，振摇使维生素 C 溶解，滤过至另一试管中，备用。

（2）对照品溶液 在万分之一天平上称取维生素 C 对照品约 25mg 至一 25ml 容量瓶中，加水溶解并稀释至刻度，摇匀，备用。

2. 展开剂的制备

（1）确定展开剂配制总量 展开剂的总量要视展开缸的大小而定，一般 10cm×10cm 的展开缸配制 20ml 左右即可。

（2）计算每种试剂的取用量 标准中 3 种试剂的配比分别为 5∶4∶1，总和为 10；当配制总量为 20ml 时，各试剂同比扩大 2 倍即可。

（3）配制 用 10ml 刻度吸管分别移取乙酸乙酯 10ml、乙醇 8ml、纯化水

2ml 置一 50ml 小烧杯中，混匀。

（4）溶剂蒸气预平衡　将配置好的展开剂立即沿展开缸壁缓缓倾入展开缸中，避免产生气泡；立即盖好展开缸的盖子，保持 15～30 分钟使溶剂蒸气预平衡。

3. 点样

除另有规定外，在洁净干燥的环境中，用专用毛细管或配合相应的半自动、自动点样器械吸取供试品溶液与对照品溶液各 2μl，分别点于同一薄层板上。一般为圆点状或窄细的条带状，点样基线距底边 10～15mm，高效板一般基线离底边 8～10mm。圆点状直径一般不大于 4mm，高效板一般不大于 2mm。接触点样时注意勿损伤薄层表面。条带状宽度一般为 5～10mm，高效板条带宽度一般为 4～8mm，可用专用半自动或自动点样器械喷雾法点样。点间距离可视斑点扩散情况以相邻斑点互不干扰为宜，一般不少于 8mm，高效板供试品间隔不少于 5mm。

4. 展开

将点好供试品的薄层板放入展开缸中，浸入展开剂的深度以距原点 5mm 为宜，密闭。除另有规定外，一般上行展开 8～15cm，高效薄层板上行展开 5～8cm。溶剂前沿达到规定的展距，取出薄层板，晾干，待检测。

5. 斑点检视

将晾干后的薄层板立即（1 小时内）置紫外光灯（254nm）下检视，画出供试品溶液所显主斑点的位置及对照品溶液主斑点的位置，拍照作为原始记录资料保存。

五、结果判断

若供试品溶液所显主斑点的颜色和位置与对照品溶液的主斑点一致，鉴别结果为"符合规定"；反之为"不符合规定"。

任务 3-5　溶液颜色检查

一、知识储备

维生素 C 具有烯二醇结构，还原性强，存放过程极易受空气氧化而产生聚合物使其颜色变深，同时会有糠醛产生，糠醛对身体有一定的不良影响。因此，在维生素 C 片的质量标准中规定要进行"溶液颜色"的检查，以控制维生素 C 被氧化的程度。这是一项特殊杂质检查。

1. 检查方法

紫外-可见分光光度法。

2. 检查原理

朗博-比尔定律，即 $A = KcL$，在一定波长下溶液中有色杂质的浓度越高，产生的吸光度值 A 越大。因此，本试验是通过控制一定浓度的维生素 C 片溶液中 A 值的限度（不超过 0.07）来控制其中的有色杂质的限度。这是一种特殊杂质的检查。

二、任务描述

取本品细粉适量（相当于维生素 C 1.0g），加水 20ml，振摇使维生素 C 溶解，滤过，滤液照紫外-可见分光光度法（通则 0401），在 440nm 的波长处测定吸光度，不得过 0.07。

三、检验准备

1. 检验器具

紫外-可见分光光度计、电子天平、锥形瓶、漏斗、试管、滤纸。

2. 试剂试药

纯化水。

四、操作过程

视频 3-5

1. 溶液制备

精密称取本品细粉，约 10 片×平均片重的量至锥形瓶中，加水 20ml，振摇使维生素 C 溶解，滤过，收集滤液备用。

2. 检测过程

（1）检测前，仪器需要开机预热 20 分钟以上。
（2）按照《紫外-可见分光光度计使用操作规程》校正仪器，设置参数。
（3）以纯化水为空白溶液进行空白校正。
（4）用待测溶液润洗吸收池不少于 3 次，装样，测定并记录溶液的吸光度值 A。
（5）吸收池清洗归位，关机。

五、结果判断

若测得的吸光度值 A 不超过 0.07，则该项目检验结果为"符合规定"；若 A 值超过 0.07，则该项目检验结果为"不符合规定"。

任务 3-6　崩解时限检查

一、知识储备

1. 崩解

系指口服固体制剂在规定条件下全部崩解溶散或成碎粒，除不溶性包衣材料或破碎的胶囊壳外，应全部通过筛网。如有少量不能通过筛网，但已软化或轻质上漂且无硬心者，可作符合规定论。

2. 崩解时限检查

系用于检查口服固体制剂在规定条件下的崩解情况。除另有规定外，凡规定检查溶出度、释放度或分散均匀性的制剂，不再进行崩解时限检查。

3. 仪器装置

采用升降式崩解仪，主要结构为一能升降的金属支架与下端镶有筛网的吊篮，并附有挡板。升降的金属支架上下移动距离为 55mm±2mm，往返频率为每分钟 30～32 次。

二、任务描述

按照《中国药典》（2020 年版）四部通则 0921 "崩解时限检查法" 进行检验。

三、检验准备

1. 检验器具

升降式崩解仪、1000ml 大烧杯、量筒等。

2. 试剂试药

维生素 C 片、纯化水。

视频 3-6

四、操作过程

将吊篮通过上端的不锈钢轴悬挂于支架上，浸入 1000ml 烧杯中，并调节吊篮位置使其下降至低点时筛网距烧杯底部 25mm，烧杯内盛有温度为 37℃±1℃ 的水，调节水位高度使吊篮上升至高点时筛网在水面下 15mm 处，吊篮顶部不可浸没于溶液中。

取供试品 6 片，分别置上述吊篮的玻璃管中，启动崩解仪进行检查，记录最后 1 片维生素 C 片崩解溶散通过筛网的时间。

五、结果判断

1. 判断标准

各片均应在 15 分钟内全部崩解。如有 1 片不能完全崩解，应另取 6 片复试，均应符合规定。

2. 判断过程

若最后 1 片维生素 C 片通过筛网的时间不超过 15 分钟，则本品崩解时限检查结果记为 "符合规定"；超过 15 分钟，则另取 6 片复试。

任务 3-7　含量测定

一、知识储备

1. 测定方法

维生素 C 片含量测定采用的是直接碘量法。

2. 测定原理

利用维生素 C 的强还原性,在酸性条件下能与碘滴定液发生定量的化学反应而进行定量检测。

3. 注意事项

(1) I_2 易挥发,这是产生误差的主要来源。滴定过程中应加快速度,避免强烈振摇。

(2) 应在临近滴定前润洗滴定管,装液后应立即滴定,避免 I_2 挥发。倒取碘滴定液后,应立即盖好塞子。

(3) 维生素 C 易被空气中的氧氧化,操作过程应加快。

(4) 淀粉指示剂需现用现配制。温度升高,淀粉指示剂的灵敏度下降。

二、任务描述

取本品 20 片,精密称定,研细,精密称取适量(约相当于维生素 C 0.2g),置 100ml 量瓶中,加新沸过的冷水 100ml 与稀醋酸 10ml 的混合液适量,振摇使维生素 C 溶解并稀释至刻度,摇匀,迅速滤过,精密量取续滤液 50ml,加淀粉指示液 1ml,用碘滴定液(0.05mol/L)滴定,至溶液显蓝色并持续 30 秒钟不褪。每 1ml 碘滴定液(0.05mol/L)相当于 8.806mg 的 $C_6H_8O_6$。本品含维生素 C($C_6H_8O_6$)应为标示量的 93.0%~107.0%。

三、检验准备

1. 检验器具

电子天平(万分之一)、100ml 容量瓶 2 个、250ml 锥形瓶 4 个、大烧杯 1 个、胶头滴管 1 个、漏斗 2 个、100ml 量筒 1 个、10ml 量筒 1 个、50ml 移液管 1 支、酸式滴定管 1 支、滴定台、记号笔、称量勺、称量纸、手套、滤纸等。

2. 试剂试药

新沸过的冷水、稀醋酸、淀粉指示液(新鲜配制)、碘滴定液(0.05mol/L)。

视频 3-7

四、操作过程

1. 称样

(1) 取干净干燥的 100ml 容量瓶 2 个(含量测定要求平行做两份),编号,放在天平的左手边，前后排成一列。

（2）取重量差异检查项下维生素C片，研磨成细粉，精密称取约2倍平均片重的量至相应的100ml容量瓶中，分别记录称样量m_1和m_2。

2. 溶解

（1）制备溶剂　用量筒量取新沸过的冷水200ml与稀醋酸20ml至一干净的烧杯中，混匀使成10∶1的混合液，备用。

视频3-8

（2）溶解　用胶头滴管取上述混合液适量，沿瓶壁旋转加入，先将容量瓶口及瓶颈的固体供试品冲洗干净，再一次性加入约1/2体积的溶剂，盖上瓶塞，用力振摇3~5分钟使供试品溶解。

（3）定容　继续加入（2）中混合液，分别将两个容量瓶定容至刻度线，摇匀。

3. 过滤

（1）先取干燥干净的锥形瓶和漏斗各两个，锥形瓶上编上号，要与容量瓶的号相对应。

视频3-9

（2）对于固体制剂由于含不溶性辅料较多，容易堵塞滤纸孔径，所以一般采用单层滤纸过滤。折叠滤纸，放置到漏斗上。

（3）过滤。过滤时，直接过滤上清液，因为溶液已经混匀，若将滤渣摇起，易堵塞滤纸孔径，减慢过滤速度，增加维生素C被氧化的机会。第一杯过滤完后倒掉，这叫弃去初滤液（因为滤纸有吸附作用，会或多或少改变溶液的浓度，故初滤液必须弃去）。然后继续过滤，此时收集的滤液称为续滤液。由于维生素C有较强的还原性，要加快过滤速度，减少与空气的接触。所以漏斗中要时刻保持满杯的状态，注意及时添加。

视频3-10

4. 移液

准备两个干净干燥的锥形瓶，编号，与装滤液的两个锥形瓶编号相对应。用50ml移液管精密移取相应续滤液50ml至相应的锥形瓶内用于滴定。

5. 滴定

取干净干燥的酸式滴定管一支，先用滴定液润洗，再装液、排气泡、擦拭、调零。然后向两个锥形瓶内各加淀粉指示液1ml，用碘滴定液（0.05mol/L）滴定至溶液显蓝色并持续30秒钟不褪。记录消耗的体积V_1、V_2。

五、数据处理

1. 计算公式

$$标示百分含量(\%) = \frac{FTV}{m} \times \frac{平均片重}{标示量} \times 100\%$$

式中，F为实际所用的碘滴定液的浓度÷0.05；T为滴定度，为8.806mg/ml；V为滴定至终点时消耗的滴定液的体积；m为供试品的称样量；平均片重为重量差异检查项下的平均片重；标示量，即为规格，为0.1g/片。

2. 处理过程

(1) 计算标示百分含量 将 m_1、m_2 和 V_1、V_2 分别代入上述公式，分别计算平行操作的两份维生素 C 供试品的标示百分含量。若两个平行操作的结果均在 93.0%～107.0%之内，再进行以下操作；若两个结果有一个不在范围内，则终止后面的操作，启动 OOS 调查。

(2) 计算二者的平均值。

(3) 计算相对偏差 将两个测定结果分别代入下式，计算相对偏差，不得超过 0.3%。否则测定结果无效，偶然误差超过滴定分析限度要求。

$$RD = \frac{|X_1 - X_2|}{X_1 + X_2} \times 100\%$$

3. 注意事项

(1) 标示百分含量计算结果有效数字的保留参照标准中的含量限度（93.0%～107.0%），保留小数点后 1 位。

(2) 相对偏差保留小数点后 1 位。

六、结果判断

若相对偏差在 0.3%以内且两个测定结果均在标准规定的限度之内（93.0%～107.0%），则以两个测定结果的平均值作为本品的含量测定结果，含量测定结论为"符合规定"；否则应启动 OOS 调查。

任务 3-8　微生物限度检查

一、知识储备

1. 限度标准

《中国药典》（2020 年版）四部通则收载了该标准（通则 1107）。口服固体制剂需氧菌总数不超过 10^3 cfu/g；霉菌和酵母菌总数不得过 10^2 cfu/g。

2. 计数方法

除另有规定外均采用平板菌落计数法，又称平皿法。

视频 3-11

二、任务描述

按照《中国药典》（2020 年版）四部通则非无菌产品微生物限度检查：微生物计数法——平皿法（通则 1105）和非无菌药品微生物限度标准（通则 1107）检查，应符合规定。

视频 3-12

三、检验准备

参照项目二"吡喹酮原料药检验"项下"任务 2-11"，制定检验物品准备清单（如表 3-3 所示），依据清单逐一准备足够数量、符合要求的实验物品。

表 3-3 维生素 C 片检验物品准备清单

所需实验物品	需干热灭菌的物品			需湿热灭菌的物品			需消毒的物品等		
	名称	规格	数量	名称	规格	数量	名称	规格	数量
1	培养皿	90mm	12 个	称量纸（用饭盒装）		1 盒	镊子		1 个
2	刻度吸管	5ml	2 支	胰酪大豆胨琼脂培养基	100ml	1 瓶	天平		1 个
3	锥形瓶	250ml	3 个	沙氏葡萄糖琼脂培养基	100ml	1 瓶	记号笔		1 个
4	试管	20ml	1 个	pH7.0 无菌氯化钠-蛋白胨缓冲液	90ml	1 瓶	试管架		1 个
5				pH7.0 无菌氯化钠-蛋白胨缓冲液	9ml	1 管	吸耳球		1 个
6							乙醇棉球		1 瓶

视频 3-13

四、操作过程

1. 进入无菌室

同项目二"吡喹酮原料药检验"项下"任务 2-11"。

2. 制备供试液

操作前先用乙醇棉球擦手，再用乙醇棉球擦拭供试品瓶的开口处周围，待干后用灭菌的手术镊或剪将供试品启封。

用无菌操作技术称取维生素 C 片 10g（2 个以上独立包装），至 100ml 灭菌稀释液中，振摇，混匀，作为 1∶10 供试液。取 1∶10 供试液 1ml，加入含 9ml 稀释液的试管中，试管塞应立即塞上，摇匀，制成 1∶100 供试液。

3. 检查

吸取 1∶10 供试液 1ml 至直径 90mm 的灭菌平皿中（一般为左手执平皿，将盖半开，右手执吸管），每一稀释级每种培养基平行注 2 个平皿，注皿时将 1ml 供试液全部注入，管内无残留液体，防止反流到吸管尖端部。更换刻度吸管，取 1∶100 供试液同法操作。

4. 阴性对照

待各级稀释液注皿完毕后，用 1 支 1ml 吸管吸取稀释剂 1ml，分别注入 4 个平皿中。其中 2 个作需氧菌阴性对照，另两个作霉菌和酵母菌阴性对照。

5. 倾注培养基

取出事先融化并冷至约 45℃的胰酪大豆胨琼脂培养基和沙氏葡萄糖琼脂培养基，倾注上述各个平皿约 15ml，以顺时针或逆时针方向快速旋转平皿，使供试液或稀释液与培养基混匀，置操作台上待凝。在旋转平皿时切勿将培养基溅到皿边及皿盖上。

6. 培养

需氧菌计数平板倒置于 30～35℃培养箱中培养 3～5 天。霉菌、酵母菌计数平板倒置于 20～25℃培养箱中培养 5～7 天。

7. 计数

同项目二"吡喹酮原料药检验"项下"任务 2-11"。

8. 书写记录

同项目二"吡喹酮原料药检验"项下"任务 2-11"。

视频 3-14

9. 清理实验场所

同项目二"吡喹酮原料药检验"项下"任务 2-11"。

五、结果判断

（1）若各平板上均有菌生长，且同稀释级两个平板的菌落数平均值不小于 15，选取两个平板的菌落数相差小于 1 倍的稀释级，计算平均菌落数。

（2）若两个稀释级的菌落数均在上述范围内：

① 选取需氧菌平均菌落数小于 300cfu 的稀释级、霉菌和酵母菌平均菌落数小于 100cfu 的稀释级，作为菌数报告的依据。

② 若两个稀释级的平均菌落数均在上述范围内，则取最高的平均菌落数乘以稀释倍数报告。

（3）若仅最低稀释级的平板有菌落生长且平均菌落数小于 1 或各平板上均无菌生长，以<1 乘以最低稀释倍数的值报告菌数。

具体报告请参照表 3-4。

表 3-4 各稀释级需氧菌总数平均菌落计数

序号	各稀释级需氧菌总数平均菌落计数/cfu						菌落报告数 /(cfu/g)
	1∶10			1∶100			
	碟1	碟2	平均菌落数	碟1	碟2	平均菌落数	
1	200	180	190	24	8	16	1900
2	320	310	315	10	8	9	900
3	30	28	29	4	2	3	290
4	1	0	0.5	0	0	0	<10

任务 3-9 控制菌的检查

一、知识储备

1. 控制菌检查法

系用于在规定的试验条件下，检查供试品中是否存在特定的微生物。控制菌检查包括耐胆盐革兰阴性菌、大肠埃希菌、沙门菌、铜绿假单胞菌、金黄色葡萄球菌、梭菌、白色念珠菌的检查。供试品检出控制菌或其他致病菌时，按一次检出结果为准，不再复试。

2. 限度标准

《中国药典》（2020年版）四部通则收载了该标准（通则1107）。口服固体制剂不得检出大肠埃希菌（1g）。

大肠埃希菌是肠杆菌科埃希菌属细菌，是人和温血动物肠道内栖居菌，在肠道中可合成维生素B和维生素K。但有些菌株可感染人和动物，引起腹泻、化脓或败血症。本菌随粪便排出体外，可直接或间接污染药物及药品生产的各个环节。服用后有可能被粪便中存在的肠道致病菌或寄生虫卵等病原体感染。因此，大肠埃希菌被列为粪便污染指示菌，是非规定灭菌口服药品的常规必检项目。

二、任务描述

按照《中国药典》（2020年版）四部通则控制菌检查法（通则1106）和非无菌药品微生物限度标准（通则1107）检查，应符合规定。

三、检验准备

参考项目二"吡喹酮原料药检验"项下"任务2-11"。准备以下物品：

（1）设备　同本项目"任务3-8"。

（2）器材　同本项目"任务3-8"。

玻璃器皿均于160℃干热灭菌2小时或高压蒸汽灭菌121℃ 20分钟，烘干备用。

（3）培养基　主要为胰酪大豆胨液体培养基、麦康凯液体培养基和麦康凯琼脂培养基。分别按照各培养基配方配制并灭菌。

（4）稀释液　参考项目二"吡喹酮原料药检验"项下"任务2-11"。制备pH7.0无菌氯化钠-蛋白胨缓冲液和pH7.2磷酸盐缓冲液。

培养基与稀释液制备好后均需采用验证合格的灭菌程序灭菌后备用。

（5）阳性对照用菌液　取大肠埃希菌［CMCC（B）44102］的营养琼脂斜面培养物少许，接种至胰酪大豆胨液体培养基中或胰酪大豆胨琼脂培养基上，30～35℃培养18～24小时。上述培养物用pH7.0无菌氯化钠-蛋白胨缓冲液制成适宜浓度的菌悬液。

将供试品及所有已灭菌的实验物品在实验前移至无菌室的传递窗内，开启传递窗的紫外灯进行容器外表面消毒灭菌。（实验物品）要准备足够用量，操作中严禁出入无菌室。

视频 3-15

四、操作过程

1. 供试液的制备

操作前先用乙醇棉球擦手，再用乙醇棉球擦拭供试品瓶的开口处周围，待干后用灭菌的手术镊或剪将供试品启封。

用天平称取维生素 C 片（至少开启 2 瓶）10g，置 100ml pH7.0 无菌氯化钠-蛋白胨缓冲溶液中，溶解，混匀，即成 1∶10 的供试液。

2. 增菌培养

取 1∶10 的供试液 10ml，接种至适宜体积（与方法适用性试验一致，一般为 90ml）的胰酪大豆胨液体培养基中，混匀，30～35℃培养 18～24 小时。

3. 阴性对照

取 pH7.0 无菌氯化钠-蛋白胨缓冲溶液 10ml，至适宜体积（与方法适用性试验一致，一般为 90ml）的胰酪大豆胨液体培养基中，混匀，30～35℃培养 18～24 小时。阴性对照试验的结果应无菌生长。如有菌生长，应进行偏差调查。

4. 阳性对照试验

取 1∶10 的供试液 10ml，接种至适宜体积（与方法适用性试验一致，一般为 90ml）的胰酪大豆胨液体培养基中，混匀，移入阳性接种间，加入不大于 100cfu 的阳性对照菌。阳性对照试验应呈阳性。

5. 选择和分离培养

取上述预培养物 1ml 接种至 100ml 麦康凯液体培养基中，42～44℃培养 24～48 小时。取麦康凯液体培养物划线接种于麦康凯琼脂培养基平板上，30～35℃培养 18～72 小时。

五、结果判断

1. 判断标准

不得检出大肠埃希菌（1g）。

2. 判断过程

（1）如麦康凯琼脂平板上有菌落生长，应进行分离、纯化及适宜的鉴定试验，确证是否为大肠埃希菌；

（2）若麦康凯琼脂培养基平板上没有菌落生长，或有菌落生长但鉴定结果为阴性，判供试品未检出大肠埃希菌。

项目考核

一、知识考核

（一）单选题

1. 药典规定取用量为"约"若干时，系指取用量不得超过规定量的（　）。
 A. ±0.1%　　　　B. ±1%　　　　C. ±5%　　　　D. ±10%
2. 崩解时限是指（　）。
 A. 固体制剂在规定溶剂中的溶化性能
 B. 固体制剂在规定溶剂中的主药释放速度
 C. 固体制剂在水中溶解的速度

D. 固体制剂在规定的介质中崩解溶散并通过筛网所需的时间限度
3. 做溶液颜色检查时，比色皿中溶液的高度以比色皿的（　　）为宜。
　　A. 1/3　　　　　　B. 2/3　　　　　　C. 无要求　　　　　D. 装满
4. 平均片重为0.3582g的压制片，按照《中国药典》（2020年版）四部通则要求，其重量差异要求控制在（　　）范围内。
　　A. ±5%　　　　　B. ±3%　　　　　C. ±10%　　　　　D. ±7.5%
5. 片剂崩解时限检查所需水浴温度为（　　）。
　　A. （37±1）℃　　　　　　　　　　B. （37±0.5）℃
　　C. （37±2）℃　　　　　　　　　　D. （37±1.5）℃
6. 属于片剂常规检查项目的是（　　）。
　　A. 性状检查　　B. 鉴别　　　　C. 重量差异　　D. 含量测定
7. 与重量差异检查意义一致的项目是（　　）。
　　A. 含量均匀度　B. 溶出度　　　C. 崩解时限　　D. 脆碎度
8. 与崩解时限检查意义一致的项目是（　　）。
　　A. 含量均匀度　B. 溶出度　　　C. 溶液颜色　　D. 脆碎度
9. 维生素C片含量测定中用到的碘滴定液，其浓度的正确表示为（　　）。
　　A. 碘滴定液（0.0502mol/L）　　　B. 0.0502mol/L 碘滴定液
　　C. 碘滴定液（0.05mol/L）　　　　D. 0.05mol/L 碘滴定液
10. 薄层色谱法用于维生素C的鉴别比较的是（　　）。
　　A. 保留时间的一致性　　　　　　B. 最大吸收波长的一致性
　　C. 斑点位置与颜色的一致性　　　D. 吸收图谱的一致性
11. 化学法用于维生素C的鉴别原理是（　　）。
　　A. 与特定的试剂反应产生特定的实验现象
　　B. 与特定的试剂反应时间应相同
　　C. 都产生沉淀
　　D. 都产生特定颜色
12. 维生素C片的含量测定结果用（　　）方法表示。
　　A. 标示百分含量　　　　　　　　B. 体积分数
　　C. 主成分的百分含量　　　　　　D. 标示量
13. 维生素C片含量测定的精密度结果保留几位（　　）有效数字，限度不超过（　　）。
　　A. 小数点后一位；0.1%　　　　　B. 小数点后一位；0.3%
　　C. 保留一位有效数字；0.1%　　　D. 保留一位有效数字；0.3%
14. 下列不属于维生素C的性质的是（　　）。
　　A. 氧化性　　　B. 还原性　　　C. 酸性　　　　D. 旋光性
15. 《中国药典》（2020年版）规定，片剂重量差异检查应取（　　）进行检查。
　　A. 6片　　　　B. 10片　　　　C. 15片　　　　D. 20片
16. 2020年版《中国药典》规定，需氧菌总数测定的培养时间为（　　）。
　　A. 不超过3天　B. 2～3天　　　C. 3～5天　　　D. 5天
17. 微生物限度检查时，需氧菌总数检查的培养温度为（　　）℃，霉菌和酵母菌总数检查的培养温度为（　　）℃。

A. 23～28；30～35　　　　　　　　B. 30～35；23～28

C. 45；30　　　　　　　　　　　　D. 30～35；20～25

18. 平皿法中注入每个平皿的培养基的体积大约控制在（　　）。

A. 15～20ml　　　　　　　　　　　B. 10～15ml

C. 20～30ml　　　　　　　　　　　D. 不得少于20ml

19. 微生物限度检查时，宜选取需氧菌总数平均菌落数在（　　）之间，霉菌及酵母菌总数平均菌落数在（　　）之间的稀释级，作为菌数报告的依据。

A. 0～300；0～100　　　　　　　　B. 30～100；30～300

C. 0～100；0～300　　　　　　　　D. 30～100；100～300

20. 片剂微生物限度检查的结果以（　　）。

A. 1g、1ml 或 10cm^2 供试品中所含的微生物数进行报告

B. 10g、10ml 或 100cm^2 供试品中所含的微生物数进行报告

C. 两个平皿的平均菌落数进行报告

D. 取长菌多的平皿的菌落数进行报告

（二）判断题

（　　）1. 维生素 C 片的质量标准中规定的检验项目共有 7 项。

（　　）2. 除另有规定外，片剂的全检程序通常按照先简单后复杂的原则进行。

（　　）3. 维生素 C 片全检只要有一个项目不符合规定，产品最终结论即为不符合规定。

（　　）4. 维生素 C 片全检过程中若出现不合格项目应启动 OOS 调查，而不是直接下不合格结论。

（　　）5. 只要超出重量差异限度的药片不多于 2 片均可判为符合规定。

（　　）6. 性状检查很简单，一般不会出问题，可以不做。

（　　）7. 采用薄层色谱法进行鉴别时，展开剂应沿展开槽壁慢慢倾入，避免进入气泡。

（　　）8. 维生素 C 片薄层鉴别用的是硅胶 GF254 薄层板。

（　　）9. 点样基线距底边一般为 10～15mm、圆点直径一般不大于 4mm、点样间距以不少于 8mm 为宜。

（　　）10. 维生素 C 片的崩解时限检查应取供试品 6 片，复试应取 12 片。

（三）实践案例

现有维生素 C 片 1 批，化验员小李称得其平均片重为 0.1238g，请根据这个平均片重完成以下工作方案设计：

1. 写出重量差异检查的称样步骤。

2. 写出其重量差异限度范围与重量差异加倍范围。

3. 精密称取细粉适量（约相当于维生素 C 0.2g），计算称样范围。

4. 含量测定需要平行操作 2 份，何为平行操作？请写出平行操作步骤。

二、技能考核

按照表 3-5 进行技能考核，贯穿项目全过程。

表 3-5 维生素 C 片综合检验技能考核评价标准

评价项目		评价标准	分数
预习 (10分)		检验方案设计符合规范	5
		观看操作视频和教学视频	5
准备(10分)		试剂、器具准备齐全,器具选用合理	10
操作 (50分)	性状检查 (2分)	观察记录正确	2
	化学鉴别 (3分)	操作规范,结果正确	3
	薄层鉴别 (7分)	展开剂配制正确,操作规范	2
		点样、展开过程操作规范	3
		晾干、结果观察、拍照、记录正确	2
	溶液颜色检查 (6分)	溶液制备处理得当	2
		紫外-可见分光光度计操作规范流畅	2
		数据记录规范,结果判断正确	2
	重量差异检查 (6分)	检查过程规范流畅	4
		数据记录规范,结果判断正确	2
	崩解时限检查 (6分)	仪器使用正确,检查过程规范	4
		数据记录规范,结果判断正确	2
	含量测定 (10分)	称样过程规范正确	2
		溶解、过滤、续滤液收集操作规范	2
		移液管使用规范熟练,移液正确	2
		滴定操作规范,终点颜色控制恰当,读数准确	2
		含量计算、偏差处理正确	2
	微生物限度检查 (10分)	检查前器具、培养基、稀释液等准备充分,灭菌处理得当	3
		检查过程操作规范,无菌意识强	4
		培养、计数、结果判断正确	3
结果 (10分)	记录报告 (4分)	全检记录与报告整洁规范,书写认真无涂改	4
	检验结果(6分)	结果准确	6
职业素养(10分)		自觉穿戴实验服,遵守实验操作规程和实验室安全管理规程	2
		操作过程系统条理,质量意识、环保意识、无菌意识强	2
		操作各环节能及时记录数据,书写规范,涂改处有签字	2
		操作过程及时做好各种标识,防止混淆	2
		试验过程台面干净整洁,仪器用完洗刷干净及时归位	2
劳动意识(10分)		实验完毕,自主清理实验台,打扫实验室卫生,做好垃圾分类	10
合计			100

项目四 甲硝唑胶囊检验

[岗位职责]
（1）负责公司生产的胶囊剂成品、半成品以及留样胶囊剂的全检工作。
（2）配合公司新药研发胶囊剂的项目分析。
（3）负责胶囊剂分析岗位的验证、审计等工作。
（4）负责胶囊剂分析岗位所用仪器设备的维护、计量与管理。

[工作环境]
普通工作室、天平室、理化检测室、小型仪器室、溶出度测定室、高效液相色谱实验室、精密仪器室、微生物限度检查室等。

[工作要求]
1. 知识目标
掌握胶囊剂的检验项目、检验流程、标示百分含量的表示方法等基础知识；熟悉胶囊剂全检记录与报告的书写，有效数字的处理与结果判定；了解甲硝唑药物的结构及理化性质。

2. 能力目标
掌握胶囊剂全检的操作流程、检验结果的判断及相关仪器的使用与维护技能。

3. 素质目标
严格按照标准操作规程操作；及时、如实记录检验数据；严谨、诚信、精益求精。

项目概述

甲硝唑胶囊，临床上主要用于厌氧菌引起的系统和局部感染，同时还是最常用的抗滴虫和抗阿米巴病药物。

一、知识储备

甲硝唑，又称灭滴灵，化学名 2-甲基-5-硝基咪唑-1-乙醇，是一种硝基咪唑类杂环化合物，化学式为 $C_6H_9N_3O_3$，分子量 171.16，结构式如图 4-1 所示，具有含氮杂环。

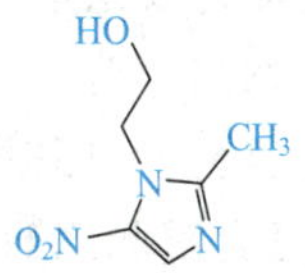

（一）甲硝唑的物理性质

甲硝唑为白色至微黄色的结晶或结晶性粉末；有微臭，味苦而略咸；在乙醇中略溶，在水和三氯甲烷中微溶，在

图 4-1 甲硝唑结构式

乙醚中极微溶解。

(二) 甲硝唑的化学性质

1. 碱性

甲硝唑分子结构中具有含氮杂环结构，显碱性，加硫酸溶解后，可与苦味酸生成黄色沉淀。

2. 氧化性

甲硝唑为硝基咪唑类化合物，分子中的硝基经锌与盐酸还原为氨基后，可发生重氮化-偶合反应，即芳香第一胺反应。

(三) 甲硝唑的光学性质

甲硝唑为硝基咪唑类含氮杂环化合物，分子中具有共轭双键，其溶液在277nm 处有最大紫外吸收，亦可在不同溶剂或同种溶剂不同 pH 值条件下显示不同的紫外光吸收。

二、质量标准

《中国药典》(2020 年版) 二部。

甲硝唑胶囊

Jiaxiaozuo Jiaonang

Metronidazole Capsules

本品含甲硝唑 ($C_6H_9N_3O_3$) 应为标示量的 93.0%～107.0%。

【性状】 本品内容物为白色至微黄色的粉末。

【鉴别】 (1) 取本品的内容物适量 (约相当于甲硝唑 10mg)，加氢氧化钠试液 2ml，微温，即得紫红色溶液，滴加稀盐酸使成酸性后即变成黄色，加过量氢氧化钠试液后则变成橙红色。

(2) 取本品的内容物适量 (约相当于甲硝唑 0.1g)，加 0.5mol/L 硫酸溶液 4ml，振摇使甲硝唑溶解，滤过，滤液加三硝基苯酚试液 10ml，放置后即生成黄色沉淀。

(3) 在含量测定项下记录的色谱图中，供试品溶液主峰的保留时间应与对照品溶液主峰的保留时间一致。

【检查】 溶出度 照溶出度与释放度测定法 (通则 0931 第一法) 测定。

溶出条件 以盐酸溶液 (9→1000) 900ml 为溶出介质，转速为每分钟 100转，依法操作，经 30 分钟时取样。

测定法 取溶出液适量，滤过，精密量取续滤液 3ml，置 50ml 量瓶中，用溶出介质稀释至刻度，摇匀，照紫外-可见分光光度法 (通则 0401)，在 277nm 的波长处测定吸光度，按 $C_6H_9N_3O_3$ 的吸收系数 ($E_{1cm}^{1\%}$) 为 377 计算每粒的溶出量。

限度 标示量的 80%，应符合规定。

其他 应符合胶囊剂项下有关的各项规定 (通则 0103)。

【含量测定】 照高效液相色谱法 (通则 0512) 测定。

供试品溶液 取装量差异项下的内容物，混合均匀，精密称取适量 (约相当于甲硝唑 0.25g），置 50ml 量瓶中，加 50％甲醇溶液适量，振摇使甲硝唑溶解，用 50％甲醇溶液稀释至刻度，摇匀，滤过，精密量取续滤液 5ml，置 100ml 量瓶中，用流动相稀释至刻度，摇匀。

对照品溶液 取甲硝唑对照品适量，精密称定，加流动相溶解并定量稀释制成每 1ml 中约含 0.25mg 的溶液。

色谱条件 用十八烷基硅烷键合硅胶为填充剂；以甲醇-水（20∶80）为流动相；检测波长为 320nm；进样体积 10µl。

系统适用性要求 理论板数按甲硝唑峰计算不低于 2000。

测定法 精密量取供试品溶液与对照品溶液，分别注入液相色谱仪，记录色谱图。按外标法以峰面积计算。

【类别】 同甲硝唑。

【规格】 （1）0.2g （2）0.4g

【贮藏】 遮光，密封保存。

三、检验项目

根据甲硝唑胶囊的质量标准，该产品的质量检验包括性状检查、化学鉴别、高效液相色谱鉴别、溶出度检查、"其他"和含量测定等项目。关于"其他"，应如何理解？

《中国药典》（2020 年版）四部通则"0103 胶囊剂"中规定，"除另有规定外，胶囊剂应进行以下相应检查"。一是"装量差异"检查，并且规定"凡正文中规定检查含量均匀度的胶囊剂，一般不再进行装量差异的检查"；二是"崩解时限"检查，并且规定"凡正文规定检查溶出度或释放度的胶囊剂，一般不再进行崩解时限的检查"；三是"微生物限度"检查，并且规定"检查杂菌的生物制品胶囊剂，可不进行微生物限度检查"；四是中药硬胶囊剂应进行"水分"检查。

由于甲硝唑胶囊的质量标准中规定做溶出度的检查，但未规定做含量均匀度的检查，且不是中药硬胶囊剂，因此按照通则的要求，"其他"项下应该增做"装量差异"检查和"微生物限度"检查两个项目。

综上分析，甲硝唑胶囊应做性状检查、化学鉴别、高效液相色谱鉴别、溶出度检查、装量差异检查、微生物限度检查和含量测定共 7 个项目。

四、质量指标

甲硝唑胶囊的质量标准中对 7 个检验项目应该达到的质量要求进行了规定和描述，药品检验岗位通常将其整理形成质量指标如表 4-1 所示，写进甲硝唑胶囊的检验操作规程中，作为检验记录书写的参考和检验结果判断的依据。

表 4-1 甲硝唑胶囊的质量指标

项目		标准
性状	外观	本品内容物为白色至微黄色的粉末
鉴别	化学鉴别	应呈正反应
	高效液相色谱鉴别	供试品溶液主峰的保留时间应与对照品溶液主峰的保留时间一致

续表

项目		标准
检查	溶出度	标示量的 80%
	装量差异	不得过 ±10%
	微生物限度	需氧菌总数不超过 2×10^3 cfu/g；霉菌和酵母菌总数不得过 2×10^3 cfu/g；大肠埃希菌不得检出
含量测定		本品含甲硝唑（$C_6H_9N_3O_3$）应为标示量的 93.0%～107.0%

五、检验流程

除另有规定外，胶囊剂的全检程序通常按照先简单后复杂的原则进行。根据这个原则，确定甲硝唑胶囊的检验流程为：①取本品 20 粒，先进行性状检查；②做装量差异检查；③取性状项下的内容物，混合均匀；④称取内容物适量，将需要做鉴别（化学鉴别和高效液相色谱鉴别）和含量测定的药品内容物一次都称取至适宜的容器中（保证所有检验项目用的是同一份药品内容物）；⑤分别制备溶液，逐项进行检验；⑥取本品 6 粒，做溶出度检查；⑦所有检验项目合格后，进行微生物限度检查；⑧书写检验记录，发放检验报告。

任务 4-1　性状检查

一、知识储备

胶囊剂外观应无黏结、变形、渗漏或囊壳破裂等现象，胶囊内容物应干燥、疏松。

二、任务描述

通过目视观察，本品内容物应为白色至微黄色的粉末。

三、检验准备

甲硝唑胶囊、白纸、镊子、手套。

视频 4-1

四、操作过程

随机取甲硝唑胶囊若干，肉眼观察有无黏结、变形、渗漏或囊壳破裂等现象，胶囊内容物是否干燥、疏松。如实记录供试品的剂型、色泽、形状及存在状态等信息。

五、结果判断

按照质量标准"性状"项下的语言描述供试品的性状并与质量指标进行比

较，如完全一致，检验结果为"符合规定"，否则为"不符合规定"。

记录书写示例：本品内容物为白色粉末，符合规定。

任务 4-2　装量差异检查

一、知识储备

1. 装量差异检查概念

装量差异检查系指按规定称量方法测定每粒的装量与平均装量之间的差异程度。

2. 差异限度

《中国药典》（2020 年版）对装量差异的限度要求见表 4-2 所示。

表 4-2　胶囊剂的装量差异限度

平均装量或标示装量	装量差异限度
0.30g 以下	±10%
0.30g 或 0.30g 以上	±7.5%

二、任务描述

取供试品 20 粒，分别精密称定每粒重量后，取开囊帽，倾出内容物（不得损失囊壳），用脱脂棉将囊壳（包括囊体和囊帽）内外拭净，并依次精密称定每一囊壳重量，即可求出每粒内容物的装量和平均装量，边称量边记录。

三、检验准备

1. 检验器具

天平、镊子、脱脂棉、手套、称量纸、检查记录、笔、供试品等。

2. 试剂试药

甲硝唑胶囊。

四、操作过程

（1）插上电源，开机，清扫天平，调零，戴手套，取干净称量纸折叠好，放入天平内，关门，调零。

（2）取甲硝唑胶囊 20 粒，精密称定 1 粒重量，取开囊帽，倾出内容物，不得损失囊壳，用脱脂棉将囊壳内外拭净，精密称定该囊壳重量，可求出该粒内容物的装量并记录，如此重复操作，测定 20 粒内容物的装量并记录，最后求出平均装量（平均装量为 20 粒装量的平均值）。

视频 4-2

五、结果判断

1. 判断标准

每粒的装量与平均装量相比较,均未超出装量差异限度;超出装量差异限度的胶囊不多于2粒,且均未超出限度的1倍,均判为符合规定。每粒的装量与平均装量相比较,超出装量差异限度的胶囊多于2粒;或超出装量差异限度的胶囊虽不多于2粒,但有1粒超出限度的1倍,均判为不符合规定。

2. 判断过程

(1) 计算限度范围和限度加倍范围 根据甲硝唑胶囊的平均装量,查表4-2,确定其差异限度是±7.5%还是±10%。然后计算甲硝唑胶囊的合格范围,即平均片重×(1−差异限度)~平均片重×(1+差异限度);计算限度加倍范围,即平均片重×(1−2×差异限度)~平均片重×(1+2×差异限度)。

实例 4-1 某一批甲硝唑胶囊的平均装量为 0.2155g,计算其限度范围和限度加倍范围。

解析:根据表 4-2,甲硝唑胶囊的平均片重在 0.30g 以下,故差异限度为 ±10%。

所以装量差异限度范围为:0.2155±0.2155×10%=0.194~0.237g

装量差异限度加倍范围为:0.2155±0.2155×20%=0.172~0.259g

(2) 比较差异情况 观察每粒的装量是否超出合格范围,若有超出合格范围的,再看是否超出限度加倍范围,记录超出的粒数。

(3) 结果判断 根据超出的粒数,依据判断标准进行结果判断,记录检验结果和检验结论。

任务 4-3 化学鉴别

一、知识储备

同"任务 3-3 化学鉴别"。

二、任务描述

(1) 取本品的内容物适量(约相当于甲硝唑 10mg),加氢氧化钠试液 2ml,微温,即得紫红色溶液,滴加稀盐酸使成酸性后即变成黄色,加过量氢氧化钠试液后则变成橙红色。

(2) 取本品的内容物适量(约相当于甲硝唑 0.1g),加 0.5mol/L 硫酸溶液 4ml,振摇使甲硝唑溶解,滤过,滤液加三硝基苯酚试液 10ml,放置后即生成黄色沉淀。

1. "约相当于甲硝唑 10mg"的含义

系指称取的样品内容物细粉 m 克中含纯的甲硝唑为 10mg,其他为辅料重量。

$$\frac{约相当于甲硝唑的质量}{称取的质量(m)} = \frac{标示量}{平均片重}$$

已知本品的规格为 0.2g（标示量），即每粒甲硝唑胶囊中含主成分甲硝唑的质量为 0.2g。要称取"约相当于甲硝唑 10mg"，即应该称取的量 m = 约相当于的质量 $0.01g \times \dfrac{平均片重}{标示量 0.2g}$，计算即得。

同理，要称取"约相当于甲硝唑 0.1g"，即应该称取的量 m = 约相当于的质量 $0.1g \times \dfrac{平均片重}{标示量 0.2g}$，计算即得。

"约"系指在 $m \times (1-10\%) \sim m \times (1+10\%)$ 范围内即可。

2. 氢氧化钠试液的配制

取氢氧化钠 4.3g，加水使溶解成 100ml，即得。

注：实际用量按比例调节即可。

3. 稀盐酸试液的配制

取盐酸 234ml，加水稀释至 1000ml，即得。本液含 HCl 应为 9.5%～10.5%。

注：实际用量按比例调节即可。

4. 0.5mol/L 硫酸溶液的配制

取硫酸 30ml，缓缓注入适量水中，冷却至室温，加水稀释至 1000ml，摇匀。

注：实际用量按比例调节即可。

5. 三硝基苯酚试液的配制

三硝基苯酚的饱和水溶液。

三、检验准备

1. 检验器具

100ml 烧杯 2 个、1000ml 烧杯 2 个、试管 3 支、10ml 量筒 3 个、胶头滴管、玻璃棒、漏斗、滤纸。

2. 试剂试药

纯化水、氢氧化钠、盐酸、硫酸、三硝基苯酚。

四、操作过程

1. 供试品准备

将"装量差异"检查完毕后的 20 粒甲硝唑胶囊内容物，混匀，备用。

2. 鉴别试验

（1）称取约相当于的质量 $0.01g \times \dfrac{平均装量}{标示量 0.2g}$，至试管中，往试管中加氢氧化钠试液 2ml，微温，记录反应现象，往试管中滴加稀盐酸，边滴边振摇，记

视频 4-3

录反应现象，往试管中加氢氧化钠试液，至过量，记录反应现象。

（2）称取约相当于的质量 $0.1g \times \dfrac{平均装量}{标示量0.2g}$，至试管中，往试管中加 0.5mol/L 硫酸溶液 4ml，振摇使甲硝唑溶解，滤过，滤液至另一试管中，往此试管中加三硝基苯酚试液 10ml，放置，记录反应现象。

五、结果判断

若记录的现象与"质量标准"中该项目项下描述的一致，则结果记为"呈正反应"，该项鉴别结论为"符合规定"；反之则为"负反应"，该项鉴别结论为"不符合规定"。

任务 4-4　含量测定

一、知识储备

甲硝唑胶囊含量测定采用的是高效液相色谱法外标法，测定原理、测定步骤与计算方法同"任务 2-10 含量测定"。

二、任务描述

照高效液相色谱法（通则 0512）测定。

1. 供试品溶液

取装量差异项下的内容物，混合均匀，精密称取适量（约相当于甲硝唑 0.25g），置 50ml 量瓶中，加 50％甲醇溶液适量，振摇使甲硝唑溶解，用 50％甲醇溶液稀释至刻度，摇匀，滤过，精密量取续滤液 5ml，置 100ml 量瓶中，用流动相稀释至刻度，摇匀。

2. 对照品溶液

取甲硝唑对照品适量，精密称定，加流动相溶解并定量稀释制成每 1ml 中约含 0.25mg 的溶液。

3. 色谱条件

用十八烷基硅烷键合硅胶为填充剂；以甲醇-水（20∶80）为流动相；检测波长为 320nm；进样体积 10μl。

系统适用性要求　理论板数按甲硝唑峰计算不低于 2000。

4. 测定法

精密量取供试品溶液与对照品溶液，分别注入液相色谱仪，记录色谱图。按外标法以峰面积计算。

5. 限度

本品含甲硝唑（$C_6H_9N_3O_3$）应为标示量的 93.0％～107.0％。

三、检验准备

1. 检验器具

高效液相色谱仪、色谱柱（C_{18}，150mm×4.6mm，5μm）、电子天平（百万分之一、万分之一）、50ml容量瓶2个、漏斗2个、100ml锥形瓶2个、5ml移液管2个、100ml容量瓶4个、5ml一次性注射器4个、抽滤装置1套、微孔滤膜（有机系0.45μm，1盒；水系0.45μm，1盒）、针筒式滤头（0.45μm）1包、流动相瓶、超声波清洗仪、胶头滴管、封口膜、记号笔、称量勺、称量纸、手套、毛刷、滤纸、洗耳球、吸管架等。

2. 试剂试药

甲硝唑胶囊（0.2g/粒）、甲硝唑对照品、甲醇（色谱纯和分析纯）、去离子水。

四、操作过程

1. 流动相的配制

（1）计算需要配制的流动相的总量　考虑色谱分析时间、流速与溶液制备。

（2）配制过程　量取甲醇（色谱纯）200ml与水800ml，置1000ml烧杯中，混匀。将抽滤装置连接好，将配好的流动相倒入抽滤瓶中进行过滤，过滤完成后倒入流动相瓶中，盖上瓶盖（不要拧紧）放入超声仪中超声30分钟，往另一流动相瓶中倒入约300ml备用。

视频 4-4

2. 仪器准备

（1）色谱柱安装与色谱系统平衡　色谱柱选择与安装、流动相更换、色谱系统平衡同"任务2-9有关物质检查"。

（2）仪器方法建立　点击"文件"，在下拉菜单中选择"新建方法文件"，按照要求设定LC结束时间（N:）为10min，泵流速为1.0ml/min，压力限制（max）设定为20MPa，检测波长设定为320nm，柱温箱设定为30℃。点击"文件"，在下拉菜单中选择"保存方法文件"，在弹出的对话框中选择方法储存位置及方法文件名称。

视频 4-5

3. 溶液制备

（1）供试液　取装量差异项下的内容物，混合均匀，精密称取适量（约相当于甲硝唑0.25g）[取样量为 $0.25 \times \dfrac{\text{平均装量}}{\text{标示量}} \times (1-10\%)\text{g} \sim 0.25 \times \dfrac{\text{平均装量}}{\text{标示量}} \times (1+10\%)\text{g}$]，置50ml量瓶中，加50%甲醇溶液适量，振摇使甲硝唑溶解，用50%甲醇溶液稀释至刻度，摇匀，滤过，精密量取续滤液5ml，置100ml量瓶中，用流动相稀释至刻度，摇匀，即得供试品溶液，平行制备2份，分别是X_1、X_2。供试品溶液在注入色谱仪前，经0.45μm滤膜过滤。

（2）对照液　取甲硝唑对照品约25mg，精密称定，置100ml量瓶中，加流动相溶解并稀释至刻度，摇匀，即得对照品溶液，平行制备2份，分别是

视频 4-6

S_1、S_2。

4. 进样操作

（1）系统适用性试验　取对照液 S_1 连续进样 5 针，计算 5 针的峰面积的平均值、理论板数 n、分离度 R、拖尾因子 T、相对标准偏差 RSD，看是否符合要求（n 按甲硝唑峰计算不低于 2000；T 应在 0.95～1.05；RSD≤2.0%）。有一项不符合，系统适应性试验不通过。

（2）回收率试验　取对照液 S_2 连续进样 2 针，按照外标法计算公式计算 2 针的回收率[回收率(%)＝测得含量/已知含量×100%]，分别应在 98%～102% 之间。另外需计算 2 个回收率的相对平均偏差不得超过 2.0%。

（3）样品的测定　分别取供试液 X_1、X_2 各进样 1 针，计算 2 个含量及含量的相对偏差（RD），RD≤2.0%。

（4）系统再验证　取对照液 S_1 进样 1 针，计算 6 针的 RSD，RSD≤2.0%。

以上各项有一项不符合规定，应寻找原因重新操作。全部符合规定后，以 X_1、X_2 的平均含量作为该样品的实测含量。

其他色谱操作与工作站使用同"任务 2-10 含量测定"。

视频 4-7

视频 4-8

五、数据处理

1. 计算公式

$$胶囊剂标示百分含量(\%) = \frac{c_{对} \times \dfrac{A_{供}}{A_{对}} \times D \times V}{W_{供}} \times 平均装量 \times 100\%$$

式中，$c_{对}$ 为对照品溶液的浓度，mg/ml；$A_{供}$ 为供试品溶液的峰面积；$A_{对}$ 为对照品溶液的峰面积；D 为稀释倍数，100/5；V 为初始配制体积 50ml；$W_{供}$ 为供试品溶液配制过程中供试品的称样量，mg；平均装量为装量差异检查项下甲硝唑胶囊的平均装量，g；标示量，即为规格，为 0.2g/粒。

2. 处理过程

（1）计算胶囊剂的标示百分含量　将 $A_{供1}$、$A_{供2}$ 和 $W_{供1}$、$W_{供2}$ 分别代入上述公式，分别计算平行操作的两份甲硝唑胶囊供试品的标示百分含量。若两个平行操作的结果均在 93.0%～107.0% 之内，再进行以下操作；若两个结果有一个不在范围内，则终止后面的操作，启动 OOS 调查。

（2）计算二者的平均值。

（3）计算相对偏差　将两个测定结果分别代入下式，计算相对偏差，不得超过 2.0%。否则测定结果无效，偶然误差超过含量测定限度要求。

$$RD = \frac{|X_1 - X_2|}{X_1 + X_2} \times 100\%$$

3. 注意事项

（1）胶囊剂标示百分含量的计算结果，有效数字的保留参照标准中的含量限度（93.0%～107.0%），保留小数点后 1 位。

（2）相对偏差保留小数点后 1 位。

六、结果判断

若相对偏差在 2.0% 以内且两个测定结果均在标准规定的限度之内（93.0%～107.0%），则以两个测定结果的平均值作为本品的含量测定结果，含量测定结论为"符合规定"；否则应启动 OOS 调查。

任务 4-5　高效液相色谱鉴别

一、背景知识

色谱鉴别法是利用药物在一定色谱条件下，产生特征色谱行为（保留时间）而进行的鉴别试验。药物与对照品在相同条件下进行色谱分离，通过比较其色谱行为是否一致来鉴别药物真伪。色谱鉴别法准确度高，专属性强。

二、任务描述

在含量测定项下记录的色谱图中，供试品溶液主峰的保留时间应与对照品溶液主峰的保留时间一致。

三、检验准备

同"任务 4-4 含量测定"。

四、操作过程

记录"任务 4-4 含量测定"项下对照液图谱的主峰保留时间与供试液主峰保留时间，进行比较。

视频 4-9

五、结果判断

若供试品溶液主峰的保留时间与对照品溶液主峰的保留时间一致，鉴别结果为"符合规定"；反之为"不符合规定"。

任务 4-6　溶出度检查

一、知识储备

1. 溶出度及溶出度检查法

（1）溶出度　系指活性药物从片剂、胶囊剂或颗粒剂等普通制剂在规定条件下溶出的速率和程度，在缓释制剂、控释制剂、肠溶制剂及透皮贴剂等制剂中也称释放度。

（2）溶出度检查法　系指将某种固体制剂的一定量分别置于溶出度仪的转篮（或溶出杯）中，在37℃±0.5℃恒温下，在规定的转速、溶出介质中依法操作，在规定的时间内取样并测定其溶出量的方法。

2. 溶出度检查的意义

固体制剂服用后，在胃肠道要经过崩解、溶解、吸收等过程，才能产生药效。由于受药物溶解度大小、辅料亲水性程度及生产工艺等因素影响，药物的溶出速率和程度是不同的。对难溶性的药物一般都应进行溶出度检查。

3. 溶出度测定的方法

《中国药典》（2020年版）四部通则收载了七种测定方法：第一法为篮法，第二法为桨法，第三法为小杯法，第四法为桨碟法，第五法为转筒法，第六法为流池法，第七法为往复筒法。其中，篮法、桨法、流池法、往复筒法用于普通制剂、缓释制剂或控释制剂及肠溶制剂的测定；小杯法用于普通制剂、缓释制剂或控释制剂的测定；桨碟法和转筒法用于透皮贴剂的测定。

除另有规定外，凡检查溶出度或释放度的制剂，不再进行崩解时限的检查。

甲硝唑胶囊质量标准中，溶出度检查项下，"照溶出度与释放度测定法（通则0931第一法）测定"的含义系指查阅《中国药典》（2020年版）四部通则0931，按照该通则项下"第一法篮法"的步骤和要求来操作。

4. 第一法篮法

测定前，应对仪器装置进行必要的调试，使转篮底部距溶出杯的内底部为25mm±2mm。分别量取溶出介质置各溶出杯内，实际量取的体积与规定体积的偏差应在±1%范围内，待溶出介质温度恒定为37℃±0.5℃后，取供试品6片（粒、袋），分别投入6个干燥的转篮内，将转篮降入溶出杯中。

注意避免供试品表面产生气泡，立即按各品种项下规定的转速启动仪器，计时；至规定的取样时间（实际取样时间与规定时间的差异不得过±2%），吸取溶出液适量（取样位置应在转篮或桨叶顶端至液面的中点，距溶出杯内壁10mm处；需多次取样时，所量取溶出介质的体积之和应在溶出介质的1%之内，如超过总体积的1%时，应及时补充相同体积的温度为37℃±0.5℃的溶出介质，或在计算时加以校正），立即用适当的微孔滤膜滤过，自取样至滤过应在30秒内完成。取澄清滤液，照该品种项下规定的方法测定，计算每片（粒、袋）的溶出量。

二、任务描述

照溶出度与释放度测定法（通则0931第一法）测定。

1. 溶出条件

以盐酸溶液（9→1000）900ml为溶出介质，转速为每分钟100转，依法操作，经30分钟时取样。

2. 测定法

取溶出液适量，滤过，精密量取续滤液3ml，置50ml量瓶中，用溶出介质稀释至刻度，摇匀，照紫外-可见分光光度法（通则0401），在277nm的波长处测定吸光度，按$C_6H_9N_3O_3$的吸收系数（$E_{1cm}^{1\%}$）为377计算每粒的溶出量。

3. 限度

标示量的80%，应符合规定。

三、检验准备

1. 检验器具

溶出仪、紫外-可见分光光度计、取样器、过滤器（孔径不大于$0.8\mu m$）、刻度吸管、容量瓶。

2. 试剂试药

甲硝唑胶囊、盐酸溶液（9→1000）。

四、操作过程

视频 4-10

1. 调试仪器

测定前，应对仪器装置进行必要的调试，使转篮底部距溶出杯的内底部为$25mm\pm 2mm$。

2. 溶出介质的制备

配制盐酸溶液（9→1000）6000ml，脱气处理。

3. 参数设置

量取900ml溶出介质置于溶出杯中，仪器的设定温度为37℃，开启加热，使用0.1分度的温度计，逐一在溶出杯中测量，6个溶出杯之间的差异应在0.5℃之内。

4. 投放胶囊

待溶出介质温度恒定在37℃±0.5℃后，取供试品6粒，分别投入6个干燥的转篮内，将转篮降入溶出杯中，注意供试品表面上不要有气泡。以每分钟100转的转速启动仪器，计时30分钟。

5. 取样与过滤

30分钟后，立即用注射器吸取溶出液适量，取样位置应在转篮的顶端至液面的中点，并距溶出杯内壁10mm处，立即用适当的微孔滤膜滤过，自取样至滤过应在30秒内完成。精密量取续滤液3ml，置50ml量瓶中，用溶出介质稀释至刻度，摇匀。

6. 测定吸收度

在277nm的波长处分别测定吸光度。

7. 记录与计算

$$溶出度 = \frac{溶出量}{标示量} \times 100\% = \frac{A \times D \times V}{E_{1cm}^{1\%} \times L \times 100 \times W} \times 100\%$$

式中，A为供试品吸光度；V为溶出介质的体积，900ml；D为供试品溶液的稀释倍数，$\frac{50}{3}$；W 为供试品的标示量，g。

五、结果判断

1. 除另有规定外，如下判为符合规定：

（1）6 粒中，每粒的溶出量按标示量计算，均不低于规定限度 Q。

（2）6 粒中有 1~2 粒低于规定限度 Q，但不低于 $Q-10\%$，且其平均溶出量不低于规定限度 Q。

（3）6 粒中有 1~2 粒低于规定限度 Q，其中仅有 1 粒低于 $Q-10\%$，但不低于 $Q-20\%$，且其平均溶出量不低于规定限度 Q 时，应另取 6 粒复试；初、复试的 12 粒中有 1~3 粒低于规定限度 Q，其中仅有 1 粒低于 $Q-10\%$，且不低于 $Q-20\%$，但其平均溶出量不低于 Q。

2. 除另有规定外，如下判为不符合规定：

（1）6 粒中有 1 粒低于 $Q-20\%$。
（2）6 粒中有 2 粒低于 $Q-10\%$。
（3）6 粒中有 3 粒低于规定限度 Q。
（4）6 粒的平均溶出量低于规定限度 Q。
（5）初、复试的 12 粒中有 4 粒低于规定限度 Q。
（6）初、复试的 12 粒中有 2 粒低于 $Q-10\%$。
（7）初、复试的 12 粒中有 1 粒低于 $Q-20\%$。
（8）初、复试的 12 粒平均溶出量低于规定限度 Q。

3. Q 为 80％。

任务 4-7　微生物限度检查

同项目三"维生素 C 片检验"项下"任务 3-8 微生物限度检查"。

项目考核

一、知识考核

（一）单选题

1. 高效液相色谱法的反相色谱系统最常用的色谱柱填充剂为（　　）。
   A. 硅胶　　　　　　　　　　　B. 十八烷基硅烷键合硅胶
   C. 十六烷基硅烷键合硅胶　　　D. 十八烷基硅烷

2. 对于十八烷基硅烷键合硅胶为固定相的反相色谱系统，流动相中有机溶剂的比例通常应不低于（　　）。
   A. 5％　　　　　B. 6％　　　　　C. 7％　　　　　D. 8％

3. 凡规定检查溶出度或释放度的胶囊剂，可不进行（   ）。
   A. 装量差异检查   B. 崩解时限检查
   C. 含量均匀度检查   D. 微生物限度检查
4. 一般情况下，要求高效液相色谱法的 RSD 应为（   ）。
   A. ≤0.2%   B. ≤1%   C. 2%   D. 任意值
5. 药典所指的"精密称定"，系指称取重量应准确至所取重量的（   ）。
   A. 百分之一   B. 千分之一   C. 万分之一
   D. 十万分之一   E. 百万分之一
6. 下列不属于胶囊剂检查项目的有（   ）。
   A. 装量差异   B. 含量均匀度 C. 溶出度
   D. 粒度   E. 装量
7. 下列关于《中国药典》（2020 年版）溶出度测定法描述不正确的是（   ）。
   A. 溶出度测定法中第一法（篮法）取样位置应在转篮顶端至液面中点，距溶出杯内壁 10mm 处
   B. 实际取样体积与规定体积的差异不得过±2%
   C. 供试品溶出液取样至滤过应在 30 秒内完成
   D. 普通制剂结果判定：6 片（粒、袋）中，如有 1~2 片（粒、袋）低于规定限度 Q，但不低于 $Q-10\%$，且其平均溶出量不低于 Q，可判定为符合规定
   E. 溶出度系指活性药物从片剂、胶囊剂或颗粒剂等普通制剂在规定条件下溶出的速率和程度
8. 原料药的含量和制剂的含量各自的表示方法为（   ）。
   A. 标示百分含量，百分含量   B. 百分含量，标示百分含量
   C. 百分含量，百分含量   D. 标示百分含量，标示百分含量
   E. 百分浓度，百分浓度
9. 高效液相色谱法最常用的检测器是（   ）。
   A. 紫外检测器   B. 电化学检测器   C. 荧光检测器
   D. 示差折光检测器 E. 蒸发光散射检测器
10. 色谱系统适用性试验的内容不包括（   ）。
    A. 重复性   B. 准确度   C. 拖尾因子
    D. 分离度   E. 理论板数
11. 规格为 0.2g 的甲硝唑胶囊，按照《中国药典》（2020 年版）四部通则要求，其重量差异要求控制在（   ）范围内。
    A. ±5%   B. ±3%   C. ±10%   D. ±7.5%
12. 属于胶囊剂常规检查项目的是（   ）。
    A. 性状检查   B. 鉴别   C. 装量差异   D. 含量测定
13. 高效液相色谱法用于甲硝唑胶囊的鉴别比较的是（   ）。
    A. 保留时间的一致性   B. 最大吸收波长的一致性
    C. 斑点位置与颜色的一致性   D. 吸收图谱的一致性
14. 甲硝唑胶囊的含量测定结果用（   ）方法表示。
    A. 标示百分含量   B. 体积分数

C. 主成分的百分含量　　　　　　　D. 标示量

15. 《中国药典》(2020年版) 规定，胶囊剂装量差异检查应取（　　）粒进行检查。
　　A. 6　　　　B. 10　　　　C. 15　　　　D. 20

16. 药品微生物限度检查中，霉菌和酵母菌总数检查所用培养基为（　　）。
　　A. 沙氏葡萄糖琼脂　　　　　　B. 营养琼脂
　　C. 玫瑰红钠琼脂　　　　　　　D. 马铃薯培养基

17. 微生物计数法一般供试品的检验量为（　　）。
　　A. 10g 或 10ml　　B. 5g 或 5ml　　C. 1g 或 1ml　　D. 15g 或 15ml

18. 微生物计数检查的项目有（　　）。
　　A. 需氧菌、霉菌和酵母菌　　　B. 厌氧菌
　　C. 革兰阳性菌　　　　　　　　D. 革兰阴性菌

19. 药品微生物限度检查中常用的微生物计数法是（　　）。
　　A. 直接过滤法　　B. 平皿法　　C. 薄膜过滤法　　D. 回收率试验

20. 胶囊控制菌检查的菌是（　　）。
　　A. 大肠埃希菌　　　　　　　　B. 铜绿假单胞菌
　　C. 金黄色葡萄球菌　　　　　　D. 白色念珠菌

(二) 判断题

(　　) 1. 甲硝唑分子中具有含氮杂环结构，加硫酸溶解后，可与三硝基苯酚生成黄色沉淀。

(　　) 2. 甲硝唑胶囊的质量标准中规定做溶出度的检查，故可不再进行崩解时限检查。

(　　) 3. 甲硝唑胶囊与氢氧化钠试液生成蓝色溶液。

(　　) 4. 高效液相色谱的系统适用性试验在进行鉴别或含量测定项目时是必做试验。

(　　) 5. 高效液相色谱的外标定量方法要求进样量必须准确，否则定量误差大。

(　　) 6. 高效液相色谱的流动相可以不经过过滤和脱气处理。

(　　) 7. 安装高效液相色谱柱时应使流动相流路的方向与色谱柱标签上箭头所示方向一致。

(　　) 8. 反相色谱柱可贮存于甲醇或乙腈中长期保存。

(　　) 9. 流动相可随时更换，不需要停泵。

(　　) 10. 溶出介质无需经脱气处理。

(三) 实践案例

质检员对某胶囊剂进行装量差异检查，随机抽取20粒，测得每粒胶囊的内容物装量记录如下（单位为克）：0.252，0.263，0.257，0.259，0.243，0.250，0.300，0.255，0.256，0.247，0.267，0.260，0.254，0.255，0.249，0.248，0.261，0.261，0.255，0.261。请判断该胶囊剂的装量差异是否合格？为什么？

二、技能考核

按照表4-3进行技能考核，贯穿项目全过程。

表 4-3　甲硝唑胶囊综合检验技能考核评价标准

评价项目		评价标准	分数
预习(10分)		检验方案设计符合规范	5
		观看操作视频和教学视频	5
准备(10分)		试剂、器具准备齐全,器具选用合理	10
操作(50分)	性状检查(2分)	观察记录正确	2
	装量差异检查(6分)	检查过程规范流畅	4
		数据记录规范,结果判断正确	2
	化学鉴别(4分)	操作规范,结果正确	4
	高效液相色谱鉴别、含量测定(20分)	配制对照品溶液,操作规范	4
		配制供试品溶液,操作规范	4
		安装色谱柱操作规范,平衡色谱柱参数及液相工作站色谱条件设置正确	4
		结果参数记录正确,判断无误	4
		含量计算、偏差处理正确	4
	溶出度检查(8分)	溶液制备处理得当	2
		溶出仪安装调试操作规范流畅	2
		紫外-可见分光光度计操作规范流畅,吸光度测定准确	2
		数据记录规范,结果判断正确	2
	微生物限度检查(10分)	检查前器具、培养基、稀释液等准备充分,灭菌处理得当	3
		检查过程操作规范,无菌意识强	4
		培养、计数、结果判断正确	3
结果(10分)	记录报告(4分)	全检记录与报告整洁规范,书写认真无涂改	4
	检验结果(6分)	结果准确	6
职业素养(10分)		自觉穿戴实验服,遵守实验操作规程和实验室安全管理规程	2
		操作过程系统条理,质量意识、环保意识、无菌意识强	2
		操作各环节能及时记录数据,书写规范,涂改处有签字	2
		操作过程及时做好各种标识,防止混淆	2
		实验过程台面干净整洁,仪器用完洗刷干净及时归位	2
劳动意识(10分)		实验完毕,自主清理实验台,打扫实验室卫生,做好垃圾分类	10
合计			100

项目五　葡萄糖注射液检验

[岗位职责]
（1）负责公司生产的注射剂成品、半成品以及留样注射剂的全检工作。
（2）配合公司新药研发注射剂的项目分析。
（3）负责注射剂分析岗位的验证、审计等工作。
（4）负责注射剂分析岗位所用仪器设备的维护、计量与管理。

[工作环境]
普通工作室、天平室、理化检测室、小型仪器室、精密仪器室、无菌室等。

[工作要求]
1. 知识目标
掌握注射剂的检验项目、检验流程、标示百分含量的表示方法等基础知识；熟悉注射剂全检记录与报告的书写，有效数字的处理与结果判定；了解葡萄糖药物的结构及理化性质。

2. 能力目标
掌握注射剂全检的操作流程、检验结果的判断及相关仪器的使用与维护技能。

3. 素质目标
严格按照标准操作规程操作；及时、如实记录检验数据；严谨、诚信、精益求精。

项目概述

葡萄糖注射液是调节水盐、电解质及酸碱平衡药。可以补充能量和体液；用于治疗各种原因引起的进食不足或大量体液丢失（如呕吐、腹泻等）、全静脉内营养、饥饿性酮症，亦可用于治疗低血糖症、高钾血症。可作为高渗溶液用作组织脱水剂；配制腹膜透析液；药物稀释剂；静脉法葡萄糖耐量试验；供配制GIK（极化液）液用。

一、知识储备

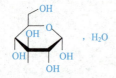

图 5-1　葡萄糖结构式

葡萄糖，又称为玉米葡糖、玉蜀黍糖，简称为葡糖，化学名称为 D-(＋)-吡喃葡萄糖一水合物，是自然界分布最广且最为重要的一种单糖。它是一种多羟基醛，化学式为 $C_6H_{12}O_6 \cdot H_2O$，分子量 198.17，结构式如图 5-1 所示，含五个羟基、一个半缩醛，具有多元醇和醛的性质。

(一) 葡萄糖的物理性质

葡萄糖为无色结晶或白色结晶性或颗粒性粉末；无臭，味甜。在水中易溶，在乙醇中微溶。

(二) 葡萄糖的化学性质

1. 成酯反应

葡萄糖环状结构中的羟基能够和羧酸反应生成酯。例如：葡萄糖在催化剂作用下和磷酸反应生成葡萄糖的磷酸酯。生物学上很重要的磷酸酯就是由磷酸和糖的一个羟基反应产生的。

2. 成苷反应

葡萄糖的半缩醛羟基与含有羟基的化合物作用，脱去一分子水，生成糖苷，该反应称为成苷反应。

3. 成脎反应

葡萄糖与过量的苯肼一起加热反应，生成难溶于水的黄色结晶物质，称为糖脎。

4. 还原反应

葡萄糖结构中含有醛基，能够和银氨溶液反应，葡萄糖被银氨溶液氧化，同时有单质银析出，这个反应也称之为银镜反应。

加热条件下，葡萄糖能还原碱性酒石酸铜生成红色的氧化亚铜沉淀。

5. 差向异构化

葡萄糖分子中羰基相邻的碳原子上的氢很活泼，在碱性条件下易发生差向异构化。发生差向异构化的过程是经过链型结构的烯醇化，形成烯二醇中间体。

6. 脱水反应（糖类显色反应）

葡萄糖在浓盐酸或浓硫酸存在下加热，可发生分子内脱水反应，生成糠醛衍生物，其可与酚类缩合得到有色化合物，可用于糖类的鉴别。葡萄糖制剂在加热灭菌过程中易生成有色物质而变黄，这是由于生成了 5-羟甲基糠醛。把葡萄糖溶液的 pH 值控制在 3～4 之间，灭菌温度不要过高，可有效防止有色物质生成。

(三) 葡萄糖的光学性质

葡萄糖分子中有 5 个手性碳原子，具有旋光性。葡萄糖水溶液具有右旋性，且属于 D-型糖，通常写为 D-(＋) 葡萄糖。另外，葡萄糖存在变旋现象，即新配制的葡萄糖水溶液自行改变比旋光度，最后达到恒定值的现象。这种比旋光度的改变是葡萄糖内部结构变化的反映，葡萄糖溶液比旋光度达到＋52.7°后就不再发生改变，这是其达到一种动态平衡状态的标志。

二、质量标准

《中国药典》(2020 年版) 二部。

葡萄糖注射液
Putaotang Zhusheye
Glucose Injection

本品为葡萄糖或无水葡萄糖的灭菌水溶液。含葡萄糖（$C_6H_{12}O_6 \cdot H_2O$）应为标示量的 95.0%～105.0%。

【性状】 本品为无色或几乎无色的澄明液体。

【鉴别】 取本品，缓缓滴入微温的碱性酒石酸铜试液中，即生成氧化亚铜的红色沉淀。

【检查】 pH值 取本品或本品适量，用水稀释制成含葡萄糖为 5% 的溶液，每 100ml 加饱和氯化钾溶液 0.3ml，依法检查（通则 0631），pH 值应为 3.2～6.5。

5-羟甲基糠醛 精密量取本品适量（约相当于葡萄糖 1.0g），置 100ml 量瓶中，用水稀释至刻度，摇匀，照紫外-可见分光光度法（通则 0401），在 284nm 的波长处测定，吸光度不得大于 0.32。

重金属 取本品适量（约相当于葡萄糖 3g），必要时，蒸发至约 20ml，放冷，加醋酸盐缓冲液（pH3.5）2ml 与水适量使成 25ml，依法检查（通则 0821 第一法），按葡萄糖含量计算，含重金属不得过百万分之五。

细菌内毒素 取本品，依法检查（通则 1143），每 1ml 中含内毒素的量应小于 0.50EU。

无菌 取本品，经薄膜过滤法，以金黄色葡萄球菌为阳性对照菌，依法检查（通则 1101），应符合规定。

其他 应符合注射剂项下有关的各项规定（通则 0102）。

【含量测定】 精密量取本品适量（约相当于葡萄糖 10g），置 100ml 量瓶中，加氨试液 0.2ml（10% 或 10% 以下规格的本品可直接取样测定），用水稀释至刻度，摇匀，静置 10 分钟，在 25℃时，依法测定旋光度（通则 0621），与 2.0852 相乘，即得供试品中含有 $C_6H_{12}O_6 \cdot H_2O$ 的重量（g）。

【类别】 同葡萄糖。

【规格】 （1）10ml：1g （2）10ml：2g （3）10ml：5g （4）20ml：5g （5）20ml：10g （6）50ml：2.5g （7）50ml：5g （8）100ml：5g （9）100ml：10g （10）100ml：50g （11）200ml：10g （12）250ml：12.5g （13）250ml：25g （14）250ml：50g （15）250ml：62.5g （16）250ml：100g （17）250ml：125g （18）300ml：15g （19）500ml：25g （20）500ml：50g （21）500ml：125g （22）1000ml：50g （23）1000ml：100g （24）1000ml：250g

【贮藏】 密闭保存。

三、检验项目

根据葡萄糖注射液的质量标准，该产品的质量检验包括性状检查、化学鉴别、pH 值测定、5-羟甲基糠醛检查、重金属检查、细菌内毒素检查、无菌检查、"其他"和含量测定等项目。关于"其他"，应如何理解？

《中国药典》（2020 年版）四部通则"0102 注射剂"中规定，"除另有规定外,注射剂应进行以下相应检查"。一是注射液及注射用浓溶液需要做"装量"检查,并且规定"标示装量为50ml以上的注射液及注射用浓溶液照最低装量检查法(通则0942)检查,应符合规定";二是注射用无菌粉末需要做"装量差异"检查,并且规定"凡规定检查含量均匀度的注射用无菌粉末,一般不再进行装量差异检查";三是除另有规定外,静脉输液及椎管注射用注射液需要进行"渗透压摩尔浓度"测定;四是进行"可见异物"检查;五是用于静脉注射、静脉滴注、鞘内注射、椎管内注射的溶液型注射液、注射用无菌粉末及注射用浓溶液进行"不溶性微粒"检查;六是中药注射剂进行"中药注射剂有关物质检查";七是中药注射剂进行"重金属及有害元素残留量检查";八是进行"无菌"检查;九是进行"细菌内毒素或热原"检查。

由于葡萄糖注射液标示装量为100ml,用于静脉注射,因此按照通则的要求,"其他"项下应该增做"最低装量"检查、"渗透压摩尔浓度"测定、"可见异物"检查、"不溶性微粒"检查四个项目。

综上分析,葡萄糖注射液应做性状检查、化学鉴别、pH值测定、5-羟甲基糠醛检查、重金属检查、细菌内毒素检查、无菌检查、最低装量检查、渗透压摩尔浓度测定、可见异物检查、不溶性微粒检查和含量测定共12个项目。

四、质量指标

葡萄糖注射液的质量标准中对12个检验项目应该达到的质量要求进行了规定和描述,药品检验岗位通常将其整理形成质量指标如表5-1所示,写进葡萄糖注射液的检验操作规程中,作为检验记录书写的参考和检验结果判断的依据。

表 5-1 葡萄糖注射液的质量指标

项目		标准
性状	外观	本品为无色或几乎无色的澄明液体
鉴别	化学鉴别	应呈正反应
检查	pH 值测定	应为 3.2~6.5
	5-羟甲基糠醛检查	吸光度不得大于 0.32
	重金属检查	含重金属不得过百万分之五
	细菌内毒素检查	每1ml中含内毒素的量应小于0.50EU
	无菌检查	不得检出
	最低装量检查	应符合规定
	渗透压摩尔浓度测定	285~310mOsmol/kg
	可见异物检查	应符合规定
	不溶性微粒检查	每1ml中含10μm及10μm以上的微粒数不得过25粒,含25μm及25μm以上的微粒数不得过3粒
含量测定		本品含葡萄糖($C_6H_{12}O_6 \cdot H_2O$)应为标示量的95.0%~105.0%

五、检验流程

除另有规定外,注射剂的全检程序通常按照先简单后复杂的原则进行。根据这个原则，确定葡萄糖注射液的检验流程为：①取本品20瓶，先进行性状检查；②做可见异物检查；③做最低装量检查；④将需要做化学鉴别、pH值测定、5-羟甲基糠醛检查、重金属检查、渗透压摩尔浓度测定、不溶性微粒检查和含量测定的药品溶液一次都称取至适宜的容器中（保证所有检验项目用的是同一份供试液）；⑤分别制备溶液，逐项进行检验；⑥所有检验项目合格后，进行细菌内毒素和无菌检查；⑦书写检验记录，发放检验报告。

任务 5-1　性状检查

一、知识储备

溶液型注射液应澄清。除另有规定外，容器应足够透明，以便内容物的检视。除另有规定外，注射剂应避光贮存。

二、任务描述

本品为无色或几乎无色的澄明液体。

三、检验准备

葡萄糖注射液。

视频 5-1

四、操作过程

随机取葡萄糖注射液若干，在自然光下肉眼观察，如实记录供试品的色泽、存在状态（固体、液体等）或剂型。

五、结果判断

按照质量标准"性状"项下的语言描述供试品的性状并与质量指标进行比较，如完全一致，检验结果为"符合规定"，否则为"不符合规定"。

记录书写示例：本品为无色的澄明液体，符合规定。

任务 5-2　可见异物检查

一、知识储备

1. 可见异物

可见异物系指存在于注射剂、眼用液体制剂和无菌原料药中，在规定条件下目视可以观测到的不溶性物质，其粒径或长度通常大于 $50\mu m$。

注射剂、眼用液体制剂应在符合《药品生产质量管理规范》（GMP）的条件下生产，产品在出厂前应采用适宜的方法逐一检查并同时剔除不合格产品。临用前，需在自然光下目视检查（避免阳光直射），如有可见异物，不得使用。

2. 可见异物检查方法

《中国药典》2020年版四部通则0904中采用了灯检法和光散射法两种检查方法。

一般常用灯检法，也可采用光散射法。灯检法不适用的品种，如用深色透明容器包装或液体色泽较深（一般深于各标准比色液7号）的品种可选用光散射法；混悬型、乳状液型注射液和滴眼液不能使用光散射法。

3. 灯检法检查装置和人员条件

（1）检查装置

① 光源　采用带遮光板的日光灯，光照度在1000～4000lx范围内可以调节。用无色透明容器包装的无色供试品溶液，检查时被观察供试品所在处的光照度应为1000～1500lx；用透明塑料容器包装、棕色透明容器包装的供试品或有色供试品溶液，光照度应为2000～3000lx；混悬型供试品或乳状液，光照度应增加至约4000lx。

② 背景　不反光的黑色背景用于检查无色或白色异物；不反光的白色背景用于检查有色异物。

（2）检查人员条件　远距离和近距离视力测验，均应为4.9及以上（矫正后应为5.0及以上）；应无色盲。

二、任务描述

按照《中国药典》（2020年版）四部通则0904"可见异物检查法"进行检验。

三、检验准备

1. 检验器具

可见异物检测仪。

2. 试剂试药

葡萄糖注射液。

四、操作过程

（1）仪器开机，调节光照度。本品为透明塑料容器包装的供试品，光照度应调节为2000～3000lx。

（2）取20瓶供试品，除去容器标签，擦净容器外壁，将供试品置遮光板边缘处，在明视距离（指供试品至人眼的清晰观测距离，通常为25cm），手持容器颈部，轻轻旋转和翻转容器（但应避免产生气泡），使药液中可能存在的可见异

视频 5-2

物悬浮，分别在黑色和白色背景下目视检查，按直、横、倒三步法旋转检视，重复观察，总检查时限为20秒。逐一观察，记录观察到的情况。

（3）若供试品溶液中有大量气泡产生影响观察时，需静置足够时间至气泡消失后检查。

（4）检查结束，关机。

五、结果判断

1. 判断标准

供试品中不得检出金属屑、玻璃屑、长度超过2mm的纤维、最大粒径超过2mm的块状物以及静置一段时间后轻轻旋转时肉眼可见的烟雾状微粒沉积物、无法计数的微粒群或摇不散的沉淀，以及在规定时间内较难计数的蛋白质絮状物等明显可见异物。

供试品中如检出点状物、2mm以下的短纤维和块状物等微细可见异物，生化药品或生物制品若检出半透明的小于约1mm的细小蛋白质絮状物或蛋白质颗粒等微细可见异物，除另有规定外，应符合表5-2中的规定。

表5-2 生物制品注射液可见异物检查判定表

类别	微细可见异物限度	
	初试 20 支(瓶)	初、复试 40 支(瓶)
注射液	装量50ml及以下，每支(瓶)中微细可见异物不得超过3个； 装量50ml以上，每支(瓶)中微细可见异物不得超过5个； 如仅有1支(瓶)超出，符合规定； 如检出2支(瓶)超出，复试； 如检出3支(瓶)及以上超出，不符合规定	2支(瓶)以上超出，不符合规定

2. 判断过程

若初试20瓶（装量50ml以上），每瓶中微细可见异物均不超过5个或仅有1瓶微细可见异物超过5个，判为"符合规定"；若初试检出2支（瓶）超出，另取20瓶进行复试；若初试检出3支（瓶）及以上超出，或者初、复试检出3支（瓶）及以上超出，判为"不符合规定"。

任务 5-3　最低装量检查

一、知识储备

最低装量检查法适用于固体、半固体和液体制剂。

制剂通则中规定检查重（装）量差异的制剂及放射性药品不再进行最低装量检查。

二、任务描述

按照《中国药典》（2020 年版）四部通则 0942"最低装量检查法"进行检验。

三、检验准备

1. 检验器具

大量筒（量入式）（100ml）、剪刀。

2. 试剂试药

葡萄糖注射液、纯化水。

四、操作过程

取供试品 3 个，开启时注意避免损失，将内容物转移至预经标化的干燥量入式量筒中（量具的大小应使待测体积至少占其额定体积的 40%），读出每个容器内容物的装量，并求其平均装量。

视频 5-3

五、结果判断

1. 判断标准

最低装量检查应符合表 5-3 规定，如有 1 个容器装量不符合规定，则另取 3 个复试，应全部符合规定。

表 5-3 最低装量检查判定表

标示装量	平均装量	每个容器装量
50ml 以上	不少于标示装量	不少于标示装量的 97%

2. 判断过程

每个容器的装量百分率不少于允许最低装量百分率，且平均装量不少于标示装量，判为"符合规定"；如仅有 1 个容器的装量不符合规定，则另取 3 个复试，复试结果全部符合规定，仍可判为"符合规定"；初试结果的平均装量少于标示装量，或有 1 个以上容器的装量百分率不符合规定，或在复试中仍不能全部符合规定，均判为"不符合规定"。

任务 5-4 化学鉴别

一、知识储备

葡萄糖分子中含有半缩醛，具有还原性，加热条件下，能还原碱性酒石酸铜生成红色的氧化亚铜沉淀。

二、任务描述

取本品,缓缓滴入微温的碱性酒石酸铜试液中,即生成氧化亚铜的红色沉淀。

三、检验准备

1. 检验器具

试管1支、滴管2个、量筒(5ml)2个、小烧杯1个、水浴锅1个。

2. 试剂试药

硫酸铜溶液、酒石酸钾钠溶液、葡萄糖注射液。

视频 5-4

四、操作过程

1. 碱性酒石酸铜试液制备

取硫酸铜溶液、酒石酸钾钠溶液各5ml至小烧杯中,混合均匀,即得。

2. 鉴别试验

(1) 取碱性酒石酸铜试液于试管中,置水浴上加热微温。

(2) 取本品,缓缓滴入微温的碱性酒石酸铜试液中,记录反应现象。

五、结果判断

若记录的现象与"质量标准"中该项目项下描述的一致,则结果记为"呈正反应",该项鉴别结论为"符合规定";反之则为"负反应",该项鉴别结论为"不符合规定"。

任务 5-5　pH 值测定

一、知识储备

葡萄糖注射液是一次大量输入人体脉管的常用注射剂,它的各项指标要求都十分严格,所以在生产过程中应严格控制其质量标准,其中 pH 值是重要的指标之一。pH 值过高或偏低均直接影响着输液的稳定性和质量标准。尤以 5-羟甲基糠醛的限量与 pH 值有着密切关系,注射液的 pH 值过高或过低,均会使 5-羟甲基糠醛的含量升高。所以在生产葡萄糖注射液时 pH 值的控制是提高其质量的一个重要环节。

1. 检查方法

pH 值测定法。

2. 检查原理

pH 值即水溶液中氢离子活度的负对数,pH $= -\lg \alpha_{H^+}$。目前广泛应用的

pH 标度是 pH 的实用值。它是以实验为基础，其定义为：
$$pH = pH_S - (E - E_S)/k$$

式中，E 为含有待测溶液（pH）的原电池电动势，V；E_S 为含有标准缓冲液（pH_s）的原电池电动势，V；k 为与温度（t,℃）有关的常数，$k = 0.059 + 0.000198 \times (t - 25)$。

测定 pH 值时需选择适宜的指示电极（对氢离子敏感的电极）与参比电极（具有稳定的已知电位）组成电池。除另有规定外，水溶液的 pH 值应以玻璃电极为指示电极、银-氯化银电极或饱和甘汞电极为参比电极的不低于 0.01 级的酸度计进行测定。

二、任务描述

取本品，每 100ml 加饱和氯化钾溶液 0.3ml，依法检查（通则 0631），pH 值应为 3.2～6.5。

三、检验准备

1. 检验器具

pH 计、刻度吸管（1ml）、移液管（100ml）、滤纸、量筒（100ml）、小烧杯。

2. 试剂试药

纯化水、饱和氯化钾溶液、草酸盐标准缓冲液、邻苯二甲酸盐标准缓冲液、磷酸盐标准缓冲液。

四、操作过程

视频 5-5

1. 溶液制备

取本品 100ml 加饱和氯化钾溶液 0.3ml，混匀，即得。

2. 检测过程

（1）按照酸度计测定规程准备仪器，设置温度，选择 pH 测量模式。

（2）取 pH1.68 标准缓冲液与 pH6.86 标准缓冲液对仪器进行自动校正，使斜率为 90%～105%，漂移值在 0±30mV 或±0.5pH 单位之内。

（3）用 pH4.01 标准缓冲液对仪器进行验证，使仪器示值与标准缓冲液的规定数值相差不大于±0.05pH 单位。

（4）将电极洗净擦干，取供试液 10ml，放入电极，测定。

（5）清洗电极，关机，填写仪器使用记录。

五、结果判断

若测得的 pH 值在 3.2～6.5 之间，则该项目检验结果为"符合规定"；若 pH 值超过 6.5 或小于 3.2，则该项目检验结果为"不符合规定"。

任务 5-6 5-羟甲基糠醛检查

一、知识储备

葡萄糖水溶液在较高温度时，能脱水分解生成 5-羟甲基糠醛，此物还可进一步分解为乙酰丙胺和甲酸或聚合生成有色物等，这是导致葡萄糖溶液加热变黄，产生浑浊或细微絮状沉淀及 pH 值降低的主要原因。5-羟甲基糠醛具有神经毒性，注射液中 50％的 5-羟甲基糠醛能与人体蛋白质结合产生蓄积中毒。因此，在葡萄糖注射液的质量标准中规定要进行"5-羟甲基糠醛"的检查，《中国药典》2020 年版采用紫外-可见分光光度法测定其含量。

二、任务描述

精密量取本品适量（约相当于葡萄糖 1.0g），置 100ml 量瓶中，用水稀释至刻度，摇匀，照紫外-可见分光光度法（通则 0401），在 284nm 的波长处测定，吸光度不得大于 0.32。

三、检验准备

1. 检验器具

紫外-可见分光光度计、容量瓶（100ml）、胶头滴管。

2. 试剂试药

葡萄糖注射液、纯化水。

视频 5-6

四、操作过程

1. 溶液制备

精密称取本品 20ml 置 100ml 量瓶中，用水稀释至刻度，摇匀，即得。

2. 检测过程

（1）检测前，仪器需要开机预热 20 分钟以上。

（2）按照《紫外-可见分光光度计使用操作规程》校正仪器，设置参数。

（3）以纯化水为空白溶液进行空白校正。

（4）用待测溶液润洗吸收池不少于 3 次，装样，测定并记录溶液的吸光度值 A。

（5）吸收池清洗归位，关机。

五、结果判断

若测得的吸光度值 A 不超过 0.32，则该项目检验结果为"符合规定"；若 A 值超过 0.32，则该项目检验结果为"不符合规定"。

任务 5-7 重金属检查

一、知识储备

1. 重金属

重金属是指在规定实验条件下能与显色剂作用显色的金属杂质。《中国药典》2020年版四部通则0821采用硫代乙酰胺试液或硫化钠试液作显色剂,以铅(Pb)的限量表示。

在规定实验条件下,与硫代乙酰胺试液在弱酸条件下产生的硫化氢发生显色的金属离子有银、铅、汞、铜、镉、铋、锑、锡、砷、锌、钴与镍等。由于在药品生产过程中遇到铅的机会较多,且铅易积蓄中毒,故以铅作为重金属的代表,用硝酸铅配制标准铅溶液。

2. 检查方法

由于实验条件不同,分为三种检查方法。第一法适用于溶于水、稀酸或有机溶剂如乙醇的药品,供试品不经有机破坏,在酸性溶液中进行显色,检查重金属;第二法适用于难溶或不溶于水、稀酸或乙醇的药品,或受某些因素(如自身有颜色的药品、药品中的重金属不呈游离状态或重金属离子与药品形成配位化合物等)干扰不适宜采用第一法检查的药品,供试品需经有机破坏,残渣经处理后在酸性溶液中进行显色,检查重金属;第三法用来检查能溶于碱而不溶于稀酸(或在稀酸中即生成沉淀)的药品中的重金属。检查时,应根据药品标准品种项下规定的方法选用。

3. 标准铅溶液取样量计算

根据取供试品量及限量计算。

本品进行重金属检查时,取供试品约相当于葡萄糖3g,依法检查,规定按葡萄糖含量计算含重金属不得过百万分之五,应取标准铅(Pb)溶液多少毫升?

$$\text{标准铅溶液浓度} = \frac{\text{铅贮备液浓度}}{\text{稀释倍数}} = \frac{100\mu g/ml}{\frac{100}{10}} = 10\mu g/ml = 1.0 \times 10^{-5} g/ml$$

$$\text{标准铅溶液取样量} = \frac{\text{葡萄糖取样量} \times \text{杂质限量}}{\text{标准铅溶液浓度}} = \frac{3g \times 5 \times 10^{-6}}{1.0 \times 10^{-5} g/ml} = 1.5ml$$

二、任务描述

取本品适量(约相当于葡萄糖3g),必要时,蒸发至约20ml,放冷,加醋酸盐缓冲液(pH3.5)2ml与水适量使成25ml,依法检查(通则0821第一法),按葡萄糖含量计算,含重金属不得过百万分之五。

三、检验准备

1. 检验器具

移液管（10ml）、滴管、容量瓶（100ml）、滤纸、纳氏比色管（25ml）3支、刻度吸管（2ml）、水浴锅、量筒（100ml）、蒸发皿（100ml）、记号笔。

2. 试剂试药

纯化水、铅贮备液（100μg/ml）、醋酸盐缓冲液（pH3.5）、硫代乙酰胺溶液、混合液（由 1mol/L 氢氧化钠溶液 15ml、水 5.0ml 及甘油 20ml 组成）。

四、操作过程

1. 溶液制备

（1）供试液制备　取本品 60ml 于蒸发皿中，水浴蒸发至约 20ml，放冷，即得。平行配制两份供试液。

（2）硫代乙酰胺试液制备　混合液（由 1mol/L 氢氧化钠溶液 15ml、水 5.0ml 及甘油 20ml 组成）5.0ml，加硫代乙酰胺溶液 1.0ml，置水浴上加热 20 秒，冷却，立即使用。

（3）标准铅溶液制备　精密量取铅贮备液 10ml，置 100ml 量瓶中，加水稀释至刻度，摇匀，即得（每 1ml 相当于 10μg 的 Pb）。本液仅供当日使用。

2. 检测过程

（1）取 25ml 纳氏比色管三支，编号为甲、乙、丙。

（2）甲管中加 1.5ml 标准铅溶液与醋酸盐缓冲液（pH3.5）2ml 后，加水稀释成 25ml。

（3）乙管中加入一份供试液与醋酸盐缓冲液（pH3.5）2ml 后，加水稀释成 25ml。

（4）丙管中加入一份供试液，再加入 1.5ml 标准铅溶液与醋酸盐缓冲液（pH3.5）2ml 后，加水稀释成 25ml。

（5）再在甲、乙、丙三管中分别加硫代乙酰胺试液各 2ml，摇匀，放置 2 分钟，同置白纸上，自上向下透视，比较。

五、结果判断

当丙管中显示的颜色不浅于甲管时，若乙管中显示的颜色不深于甲管，判为"符合规定"；若乙管中显示的颜色深于甲管，判为"不符合规定"。如丙管中显示的颜色浅于甲管，应取样按第二法重新检查。

任务 5-8　不溶性微粒检查

一、知识储备

1. 不溶性微粒及其来源

注射剂中不溶性微粒是指药物在生产或应用中经过各种途径污染的微小颗粒

杂质，其粒径在 1~50μm 之间，是肉眼不可见、易动性的非代谢性的有害粒子（以下简称微粒）。大量的动物试验和人体解剖证明，微粒会产生一时难以发现的、潜在的严重危害。

注射剂中不溶性物质的来源主要包含：①来源于外源污染，如金属屑、玻璃屑、纤毛、块状物等。②来源于内源产生，如药品中存在或产生的不溶物、析出的沉淀物、结晶等。这些形形色色的不溶物不仅直接关系到患者的用药安全，也可间接反映出药品是否严格按GMP的要求生产，产品的处方、工艺和药包材的选择是否合理，剂型的选择是否得当，因此对不溶性微粒进行严格控制很有必要。

不溶性微粒检查法（《中国药典》2020年版四部通则0903）系用以检查静脉用注射剂（溶液型注射液、注射用无菌粉末、注射用浓溶液）及供静脉注射用无菌原料药中不溶性微粒的大小及数量。

2. 检查方法

不溶性微粒检查方法包括光阻法和显微计数法。当光阻法测定结果不符合规定或供试品不适于用光阻法测定时，应采用显微计数法进行测定，并以显微计数法的测定结果作为判定依据。

光阻法不适用于黏度过高和易析出结晶的制剂，也不适用于进入传感器时容易产生气泡的注射剂。对于黏度过高，采用两种方法都无法直接测定的注射液，可用适宜的溶剂稀释后测定。

葡萄糖注射液为静脉用注射剂（溶液型注射液），其不溶性微粒检查方法采用光阻法。

3. 试验环境及检测

试验操作环境应不得引入外来微粒，测定前的操作应在洁净工作台进行。玻璃仪器和其他所需的用品均应洁净、无微粒。本法所用微粒检查用水（或其他适宜溶剂），使用前须经不大于 1.0μm 的微孔滤膜滤过。

微粒检查用水（或其他适宜溶剂）应符合下列要求：光阻法取 50ml 测定，要求每 10ml 含 10μm 及 10μm 以上的不溶性微粒数应在 10 粒以下，含 25μm 及 25μm 以上的不溶性微粒数应在 2 粒以下。显微计数法取 50ml 测定，要求含 10μm 及 10μm 以上的不溶性微粒数应在 20 粒以下，含 25μm 及 25μm 以上的不溶性微粒数应在 5 粒以下。

4. 光阻法测定原理

当液体中的微粒通过一窄细检测通道时，与液体流向垂直的入射光，由于被微粒阻挡而减弱，因此由传感器输出的信号降低，这种信号变化与微粒的截面积大小相关。

5. 对仪器的一般要求

仪器通常包括取样器、传感器和数据处理器三部分。

测量粒径范围为 2~100μm，检测微粒浓度为 0~10000 个/ml。

仪器的校准：所用仪器应至少每 6 个月校准一次。

二、任务描述

按照《中国药典》（2020年版）四部通则0903"不溶性微粒检查法"（光阻法）进行检验。

三、检验准备

1. 检验器具

不溶性微粒检测仪、净化工作台、剪刀。

2. 试剂试药

葡萄糖注射液、微粒检查用水。

四、操作过程

视频 5-8

(1) 开机预热。
(2) 取供试品4个，分别按下法测定。
(3) 取供试品1个，用水将容器外壁洗净，小心翻转20次，使溶液混合均匀，立即小心开启容器，先倒出部分供试品溶液冲洗开启口及取样杯，再将供试品溶液倒入取样杯中，静置2分钟或适当时间脱气泡，置于取样器上（或将供试品容器直接置于取样器上）。开启搅拌，使溶液混匀（避免气泡产生），依法测定至少3次，每次取样体积应不少于5ml，记录数据，弃去第一次测定数据，取后续2次测定数据的平均值作为本次供试品测定结果。
(4) 另取至少3个供试品，同法测定。
(5) 取上述至少4个供试品的测定结果的平均值，作为该批次供试品的测定结果。
(6) 关机，填写检验记录。

五、结果判断

1. 判断标准

标示装量为100ml或100ml以上的静脉用注射液除另有规定外，每1ml中含10μm及10μm以上的微粒数不得过25粒，含25μm及25μm以上的微粒数不得过3粒。

2. 判断过程

每1ml中含10μm及10μm以上的微粒数未超过25粒，且含25μm及25μm以上的微粒数未超过3粒，判为符合规定。如果每1ml中含10μm及10μm以上的微粒数超过25粒；或含25μm及25μm以上的微粒数超过3粒时，应采用显微计数法进行复验，并以显微计数法的测定结果作为判定依据。

任务 5-9 渗透压摩尔浓度测定

一、知识储备

1. 渗透压

生物膜,例如人体的细胞膜或毛细血管壁,一般具有半透膜的性质,溶剂通过半透膜由低浓度向高浓度溶液扩散的现象称为渗透,阻止渗透所需要施加的压力,称为渗透压。在涉及溶质扩散或通过生物膜液体转运各种生物过程中,渗透压都起着极其重要的作用。因此,在制备注射剂、眼用液体制剂等药物制剂时,必须关注其渗透压。处方中添加了渗透压调节剂的制剂,均应控制其渗透压摩尔浓度。

2. 渗透压摩尔浓度

静脉输液、营养液、电解质或渗透利尿药(如甘露醇注射液)等制剂,应在药品说明书上标明其渗透压摩尔浓度,以便临床医生根据实际需要对所用制剂进行适当的处置(如稀释)。正常人体血液的渗透压摩尔浓度范围为 285~310mOsmol/kg,0.9%氯化钠溶液或 5%葡萄糖溶液的渗透压摩尔浓度与人体血液相当。溶液的渗透压,依赖于溶液中溶质粒子的数量,是溶液的依数性之一,通常以渗透压摩尔浓度(Osmolality)来表示,它反映的是溶液中各种溶质对溶液渗透压贡献的总和。

渗透压摩尔浓度的单位,通常以每千克溶剂中溶质的毫渗透压摩尔来表示,可按下列公式计算毫渗透压摩尔浓度(mOsmol/kg):

$$\text{毫渗透压摩尔浓度(mOsmol/kg)} = \frac{\text{每千克溶剂中溶解的溶质克数}}{\text{分子量}} \times n \times 1000$$

式中,n 为一个溶质分子溶解或解离时形成的粒子数。在理想溶液中,例如葡萄糖 $n=1$,氯化钠或硫酸镁 $n=2$,氯化钙 $n=3$,枸橼酸钠 $n=4$。

3. 仪器装置

采用冰点下降的原理设计的渗透压摩尔浓度测定仪通常由制冷系统、用来测定电流或电位差的热敏探头和振荡器(或金属探针)组成。测定时将探头浸入供试溶液中心,并降至仪器的冷却槽中。启动制冷系统,当供试溶液的温度降至凝固点以下时,仪器采用振荡器(或金属探针)诱导溶液结冰,自动记录冰点下降的温度。仪器显示的测定值可以是冰点下降的温度,也可以是渗透压摩尔浓度。

根据《渗透压摩尔浓度测定仪检定规程》(JJG 1089—2013),示值误差在浓度不大于 400mOsmol/kg 时,不超过±6mOsmol/kg;浓度大于 400mOsmol/kg 时,不超过±1.5%。两次测定值的相对标准偏差不超过 2%。渗透压摩尔浓度测定仪的检定周期一般不超过 1 年。

二、任务描述

按照《中国药典》(2020年版)四部通则0632"渗透压摩尔浓度测定法"进行检验。

三、检验准备

1. 检验器具

渗透压摩尔浓度测定仪。

2. 试剂试药

葡萄糖注射液、渗透压摩尔浓度测定仪校正用标准溶液。

视频 5-9

四、操作过程

(1) 开机,预热。

(2) 按仪器说明书操作,首先取适量新沸放冷的水调节仪器零点。

(3) 选择两种标准溶液(渗透压摩尔浓度分别为 200mOsmol/kg 和 400mOsmol/kg)校正仪器。

(4) 测定供试品溶液的渗透压摩尔浓度,供试品溶液重复测定两次(每次均重新取样测定)。

(5) 关机,填写记录。

五、结果判断

1. 判断标准

除另有规定外,等渗的范围一般为 260~320mOsmol/kg。

2. 判断过程

两次测定值的相对标准偏差应不超过 2%,计算两次测定结果的平均值,若在 260~320mOsmol/kg 范围内,判为"符合规定";若不在此范围内,判为"不符合规定"。

任务 5-10 含量测定

一、知识储备

1. 测定方法

葡萄糖注射液含量测定采用的是旋光法。

2. 测定原理

葡萄糖分子结构中有多个不对称碳原子,具有旋光性,为右旋体。一定条件下的旋光度是旋光性物质的特性常数，测定葡萄糖的比旋度，可以测定其含量。

旋光度（α）与溶液的浓度（c）和偏振光透过溶液的厚度（l）成正比。

葡萄糖的浓度 $c_{实际} = \dfrac{100\alpha}{[\alpha]_D^t l} \times \dfrac{含水葡萄糖分子量}{无水葡萄糖分子量} = \dfrac{100\alpha}{52.75l} \times \dfrac{198.17}{180.16} = \alpha \times \dfrac{2.0852}{l}$

式中，l 为旋光管的长度。所以，测定葡萄糖溶液的旋光度可以求得其含量。

3. 葡萄糖含量测定中换算系数 2.0852 的由来

+52.75 为无水葡萄糖的比旋度，按下式计算无水葡萄糖的浓度。

$$无水葡萄糖浓度\ c = \dfrac{100\alpha}{[\alpha]_D^t l}$$

如果换算成一水葡萄糖浓度（c'），则应为：

$$一水葡萄糖浓度\ c' = \dfrac{M_{-水葡萄糖}}{M_{无水葡萄糖}} \times c_{无水葡萄糖} = \dfrac{198.17}{180.16} \times \dfrac{100\alpha}{[\alpha]_D^t l} =$$

$$\dfrac{198.17}{180.16} \times \dfrac{100\alpha}{52.75l} = \alpha \times \dfrac{2.0852}{l}$$

二、任务描述

精密量取本品适量（约相当于葡萄糖 10g），置 100ml 量瓶中，加氨试液 0.2ml（10%或 10%以下规格的本品可直接取样测定），用水稀释至刻度，摇匀，静置 10 分钟，在 25℃时，依法测定旋光度（通则 0621），与 2.0852 相乘，即得供试量中含有 $C_6H_{12}O_6 \cdot H_2O$ 的重量（g）。

三、检验准备

1. 检验器具

旋光仪。

2. 试剂试药

葡萄糖注射液、纯化水。

四、操作过程

1. 准备供试品溶液和空白溶液

10%或 10%以下规格的本品可直接取样作为供试品溶液。空白溶液为水溶液。

2. 旋光仪开机、预热

3. 旋光仪零点的校正

在测定样品之前，需先校正旋光仪的零点，将旋光管洗干净，装入空白溶液，将样品管外壁擦干，放入旋光仪内，盖上旋光仪样品室盖子，按"清零"键。

装溶液时，将管的一头用玻璃盖和铜帽封上，然后将管竖起，开口向上，

视频 5-10

将配制好的溶液注入样品管中,并使溶液因表面张力而形成的凸液面中心高出管顶,再将样品管上的玻璃盖盖好,不能带入气泡,然后盖上铜帽,使之不漏水。

注意:在玻璃盖与玻璃管之间是直接接触的,而在铜帽与玻璃盖之间,需放置橡皮垫圈。铜帽与玻璃盖之间不可旋得太紧,只要不流出液体即可。如果旋得太紧,玻璃盖产生扭力,使样品内有空隙,影响旋光度。

4. 旋光度的测定

测定时,旋光管必须用待测液洗 2~3 次,以免有其他物质影响测定。依法将样品溶液装入旋光管,测定旋光度。平行测定两份供试品溶液,每份供试品旋光度读数重复 3 次,取其平均值,按规定公式计算结果。

记下此时样品管的长度及溶液的温度,然后计算其含量。

5. 结束操作

实验结束后,洗净旋光管,关闭钠灯,关闭仪器电源。

五、数据处理

1. 计算公式

$$标示百分含量(\%) = \frac{\alpha \times 稀释倍数 \times 换算系数}{l \times 标示量} \times 100\%$$

式中,α 为测得的旋光度;稀释倍数为 1;换算系数为 2.0852;l 为旋光管的长度,dm;标示量为 5g/100ml。

2. 处理过程

(1) 测定含量时,取 2 份供试品测定,读数结果其极差应在 0.02°以内,否则应重做。

(2) 计算标示百分含量,将 α 和 l 分别代入上述公式,分别计算平行操作的两份葡萄糖供试品的标示百分含量。若两个平行操作的结果均在 95.0%~105.0%之内,再进行以下操作;若两个结果有一个不在范围内,则终止后面的操作,启动 OOS 调查。

(3) 计算二者的平均值。

3. 注意事项

(1) 标示百分含量计算结果有效数字的保留参照标准中的含量限度(95.0%~105.0%),保留小数点后 1 位。

(2) 相对偏差保留小数点后 1 位。

六、结果判断

若两份供试品读数结果其极差在 0.02°以内,且两个测定结果均在标准规定的限度内(95.0%~105.0%),则以两个测定结果的平均值作为本品的含量测定结果,含量测定结论为"符合规定";否则应启动 OOS 调查。

任务 5-11 细菌内毒素检查

一、知识储备

1. 细菌内毒素检查法

《中国药典》（2020 年版）收录的细菌内毒素检查法包括两种方法：凝胶法和光度法。供试品检测时，可使用其中任意一种方法。但当测定结果有争议时，除另有规定外，以凝胶法结果为准。

凝胶法系通过鲎试剂与内毒素产生凝集反应的原理来检测或半定量内毒素的方法，是通过观察有无凝胶形成作为反应的终点。

2. 鲎试剂的来源及凝集原理

鲎试剂是从栖生于海洋的节肢动物"鲎"的蓝色血液中提取变形细胞溶解物，经低温冷冻干燥而成的生物试剂，含有能被微量细菌内毒素和真菌葡聚糖激活的凝固酶原。当内毒素与鲎试剂接触时，可激活凝固酶原，继而使可溶性的凝固蛋白原变成凝固蛋白而使鲎试剂呈凝胶状态，因而能够准确、快速地定性或定量检测样品中是否含有细菌内毒素和（1,3）-β-葡聚糖。鲎试剂广泛用于制药、临床以及科研等领域。

3. 鲎试剂的规格

系指每支鲎试剂的装量。使用时一般应加细菌内毒素检查用水复溶后使用。一般来说，规格是多少就用多少细菌内毒素检查用水复溶。

4. 鲎试剂的灵敏度

在细菌内毒素检查规定的条件下，鲎试剂发生凝集反应所需的内毒素的最低浓度即为鲎试剂的灵敏度，用 EU/ml 表示。常用的鲎试剂的灵敏度有 0.03EU/ml、0.01EU/ml 和 0.125EU/ml。

5. 内毒素检查用水

系指内毒素含量小于 0.015EU/ml 的灭菌注射用水。光度测定法用的细菌内毒素检查用水，其内毒素的含量应小于 0.005EU/ml。

6. 细菌内毒素标准品

系自大肠杆菌提取精制得到的内毒素制成冻干品，单位用 EU 表示。日常检验工作中主要用到国家标准品和工作标准品两类。

二、任务描述

取本品适量，按照《中国药典》（2020 年版）四部通则细菌内毒素检查法（通则 1143）检查，每 1ml 中含内毒素的量应不超过 0.50EU。

三、检验准备

准备好试验所用的器具、试剂等。试验所用的器皿需经过处理,以去除可能存在的外源性内毒素(耐热器皿一般常用250℃干热30分钟)。若使用塑料器具,如微孔板和与微量加样器配套的吸头等,应选用标明无内毒素并且对试验无干扰的器具。

1. 检验器具

(1)设备　恒温水浴箱或适宜的恒温器(37℃±1℃)、旋涡混合器、电热干燥箱、高压蒸汽灭菌器、天平(感量0.1mg)等。

(2)器材　乳胶帽、酒精灯、乙醇棉球、剪刀、乳胶手套、试管架、火柴、记号笔、容量瓶(2ml)、胶头滴管、封口膜、移液枪、玻璃或搪瓷消毒缸(带盖)。

玻璃器皿均于250℃干热30分钟或180℃干热4个小时,烘干备用。

(3)细菌内毒素国家标准品或细菌内毒素工作标准品　除另有规定外,应使用由中国食品药品检定研究院统一发放的标准品。

(4)细菌内毒素检查用水　应符合灭菌注射用水标准,其内毒素含量小于0.015EU/ml且对内毒素试验无干扰作用。

(5)鲎试剂　首次使用前应分别通过鲎试剂灵敏度复核实验和标准曲线可靠性验证实验,符合规定方可使用。

(6)葡萄糖注射液。

四、操作过程

1. 供试液的制备

(1)计算最大稀释倍数 $MVD=L/\lambda$　查阅药典标准,已知 $L=0.50EU/ml$;查看鲎试剂包装标签,比如鲎试剂灵敏度 $\lambda=0.125EU/ml$;代入公式 $MVD=L/\lambda=0.50(EU/ml)/0.125(EU/ml)=4(倍)$。

(2)溶解稀释　用移液枪移取葡萄糖注射液0.5ml,加1.5ml细菌内毒素检查用水摇匀,即得稀释4倍的供试品溶液。

2. 细菌内毒素阳性对照溶液的制备

(1)计算细菌内毒素阳性对照溶液浓度　$2\lambda=2\times0.125=0.25EU/ml$。

(2)溶解　取细菌内毒素工作标准品1支(100EU/支),用乙醇棉球消毒瓶颈后开启,加检查用水1.0ml,置旋涡混合器上混合15分钟以上即得100EU/ml的储备液,备用。

(3)稀释　取上述溶液0.2ml与1.8ml检查用水混匀得10EU/ml溶液;取10EU/ml溶液0.2ml与1.8ml检查用水混匀得1.0EU/ml溶液;取1.0EU/ml溶液1.0ml,加1.0ml检查用水混匀,得0.5EU/ml溶液;取0.5EU/ml溶液0.5ml,加0.5ml检查用水混匀,即得0.25EU/ml细菌内毒素阳性对照溶液。

3. 供试品阳性对照液的制备

分别取供试品储备液 0.5ml 与 0.5EU/ml 细菌内毒素溶液 0.5ml，混匀即得供试品阳性对照溶液（含 0.25EU/ml 即 2λ 的内毒素和供试品最小有效稀释浓度的供试品溶液）。

4. 鲎试剂的复溶

取 8 支鲎试剂，每支加入 0.1ml 检查用水进行复溶备用。

5. 加样

取制备好的 8 支鲎试剂分成 4 组，每组 2 支。其中 2 支加入 0.1ml 供试品溶液或其稀释液（其稀释倍数不得超过 MVD），作为供试品管；2 支加入 0.1ml 阳性对照溶液作为阳性对照管（PC）；2 支加入 0.1ml 检查用水，作为阴性对照（NC）；2 支加入 0.1ml 供试品阳性对照溶液作为供试品阳性对照管（PPC），如表 5-4 所示。

表 5-4 供试品内毒素检查加样方法

试剂	供试品试管		阴性对照管		供试品阳性管		阳性对照管	
	1	2	1	2	1	2	1	2
鲎试剂溶液	0.1	0.1	0.1	0.1	0.1	0.1	0.1	0.1
供试品溶液	0.1	0.1	—	—	—	—	—	—
检查用水	—	—	0.1	0.1	—	—	—	—
供试品阳性对照液	—	—	—	—	0.1	0.1	—	—
阳性对照溶液	—	—	—	—	—	—	0.1	0.1

6. 保温

待管中溶液轻轻混匀后，用封口膜封闭管口，垂直放入 37℃±1℃ 水浴或适宜恒温器中，保温 60 分钟±2 分钟后观察结果。

7. 结果记录

（1）若鲎试剂管产生凝集，结果记录为"＋"；若鲎试剂管未产生凝集，结果记录为"—"。

（2）将检查结果如实写进"细菌内毒素检查记录"中。

8. 注意事项

（1）与供试品、鲎试剂等接触的所有器具必须无内毒素。

（2）鲎试剂灵敏度的复核必须使用细菌内毒素国家标准品。

（3）细菌内毒素标准品在开启时先用砂轮在瓶颈的上部划痕，再用乙醇棉球消毒后开启。

（4）由于凝集反应是不可逆的，在恒温反应过程中及观察结果时，应注意不要使试管受到振动，以免使凝胶破碎产生假阴性结果。

五、结果判断

1. 判断标准

当阳性对照试验、供试品阳性对照试验结果均为阳性，阴性对照试验结果为阴性时，供试品细菌内毒素检查试验结果方为有效的。

2. 判断过程

（1）若供试品溶液的两个平行管均为阴性，判供试品细菌内毒素检查结果符合规定。

（2）若供试品溶液的两个平行管均为阳性，应进行 OOS 偏差调查。

（3）若供试品溶液的两个平行管中的一管为阳性，另一管为阴性，需进行复试。复试时，供试品溶液需做 4 支平行管，若所有平行管均为阴性，判供试品细菌内毒素检查结果符合规定；否则应进行 OOS 偏差调查后判定。

任务 5-12　无菌检查

一、知识储备

1. 无菌检查法

系用于检查药典要求无菌的药品、生物制品、医疗器械、原料、辅料及其他品种是否无菌的一种方法。若供试品符合无菌检查法的规定，仅表明了供试品在该检验条件下未发现微生物污染。

2. 无菌检查法的适用范围

直接进入人体血液循环系统、植入或埋入肌肉/皮下组织、与创伤部位接触的产品、材料或器械，医学使用上以及药典要求无菌的产品。

3. 检查方法

无菌检查法包括薄膜过滤法和直接接种法。只要供试品性质允许，应优先采用薄膜过滤法。供试品无菌检查所采用的检查方法和检验条件应与方法适用性试验确认的方法相同。

二、任务描述

取本品，采用薄膜过滤法，以金黄色葡萄球菌为阳性对照菌，依法检查（通则 1101），应符合规定。

三、检验准备

1. 无菌室的清洁与消毒

同项目二"吡喹酮原料药检验"项下"任务 2-11"。

2. 检验器具

（1）设备　无菌室、阳性接种间、超净工作台、恒温培养箱或生化培养箱、恒温水浴箱、电热干燥箱、冰箱、高压蒸汽灭菌器、集菌仪。

（2）器材　无菌衣、裤、帽、口罩；乙醇棉球、乳胶手套、记号笔、玻璃或

视频 5-11

搪瓷消毒缸（带盖）、塑料桶、三联集菌培养器和两联集菌培养器。玻璃器皿均于 160℃ 干热灭菌 2 小时备用。

（3）培养基　无菌检查法用的培养基主要为硫乙醇酸盐流体培养基和胰酪大豆胨液体培养基。

① 硫乙醇酸盐流体培养基　称取本品 29.2g，加 1000ml 蒸馏水，加热煮沸使其完全溶解，摇匀后分装至 100ml 的输液瓶内，加胶塞和铝盖，用压盖器压紧，121℃ 高压蒸汽灭菌 15 分钟，保存备用。

② 胰酪大豆胨液体培养基　称取本品 30.0g，加 1000ml 蒸馏水，加热溶解，摇匀后分装至 100ml 的输液瓶内，加胶塞和铝盖，用压盖器压紧，121℃ 高压蒸汽灭菌 15 分钟，保存备用。

将供试品及所有已灭菌的实验物品在实验前移至无菌室的传递窗内，开启传递窗的紫外灯进行容器外表面消毒灭菌。实验物品要准备足够用量，操作中严禁出入无菌室。

四、操作过程

视频 5-12

1. 进入无菌室

同项目二"吡喹酮原料药检验"项下"任务 2-11"。

2. 检查

操作前先用乙醇棉球擦手，再用乙醇棉球擦拭供试品盒或袋的开口处周围，待干后用灭菌的手术镊或剪将供试品启封。取三联无菌检查用集菌培养器，检查包装是否完好无损。

3. 安装

将培养器逐一插放在滤液槽座上，将其塑胶软管装入集菌仪蠕动泵的管槽内，逐一定位准确，软管走势顺畅。

4. 加样

将进液软管的双芯针头插入供试液容器的塞上，将供试液容器倒置在支架上，开启集菌仪，使药液均匀通过滤器，待药液滤尽后，关闭电源。

5. 冲洗

葡萄糖注射液为大容量制剂，无抑菌性，所以过滤完后直接注入培养基即可，不需要此操作。

6. 注入培养基

将培养器顶部排气孔处的胶帽取下，套住底部排液管口，将进液软管的双芯针头插至相应培养基的容器塞上，用塑料卡卡住一根软管，保留两根软管通畅，开启蠕动泵，将 100ml 硫乙醇酸盐流体培养基分别导入两个培养器，一个用于需氧菌和厌氧菌检查，一个用于阳性对照试验（由于葡萄糖注射液无抑菌性，故选金黄色葡萄球菌为阳性对照菌，用硫乙醇酸盐流体培养基培养），关闭电源。更换胰酪大豆胨液体培养基，用塑料卡卡住另两根软管，将 100ml 胰酪大豆胨液体培养基导入第三个培养器，关闭电源。用塑料卡卡住与培养器连接处的进液管，在进液管剪切线位置剪断软管,将软管的开口端套在培养器顶部的排气孔处。

7. 阴性对照试验

取双联培养器一套,用稀释液代替供试品重复"加样"操作和"注入培养基"操作。

8. 阳性对照试验

将做阳性对照的培养器移入阳性接种间,接种不大于 100cfu 的金黄色葡萄球菌。

9. 培养及结果观察

将装有硫乙醇酸盐流体培养基的培养器移入 30~35℃ 的培养箱中培养 14日;将装有胰酪大豆胨液体培养基的培养器移入 20~25℃ 的培养箱中培养 14日,观察结果。

10. 记录书写

若培养基管澄清,结果记为"-";若培养基管浑浊,结果记为"+"。将检查结果如实记录在"无菌检查记录"中。

11. 清理实验场所

同项目二"吡喹酮原料药检验"项下"任务 2-11"。

五、结果判断

(1) 若供试品管均澄清,或虽显浑浊但经确证无菌生长,判供试品符合规定。

(2) 若供试品管中任何一管显浑浊并确证有菌生长,应进行 OOS 偏差调查。

(3) 当符合下列至少一个条件时方可判断实验结果无效:

① 无菌检查试验所用的设备及环境的微生物监控结果不符合无菌检查法的要求。

② 回顾无菌试验过程,发现有可能引起微生物污染的因素。

③ 在阴性对照中观察到微生物生长。

④ 供试品管中生长的微生物经鉴定后,确证是因无菌试验中所使用的物品和(或)无菌操作技术不当引起的。

试验若经评估确认无效后,应重试。重试时,重新取同量供试品,依法检查,若无菌生长,判供试品符合规定;若有菌生长,判供试品不符合规定。

项目考核

一、知识考核

(一) 单选题

1. ( ) 葡萄糖溶液的渗透压摩尔浓度与人体血液相当。
A. 0.09%　　　　B. 0.9%　　　　C. 10%　　　　D. 5%

2. 进行葡萄糖注射液的重金属检查采用第（　　）法。
   A. 1　　　　　B. 2　　　　　C. 3　　　　　D. 4

3. 不需进行"不溶性微粒检查"的制剂是（　　）。
   A. 用于静脉注射用的溶液型注射剂　　B. 注射用无菌原料药
   C. 注射用的浓溶液　　　　　　　　　D. 眼用液体制剂

4. 用透明塑料容器包装的无色供试品溶液进行可见异物检查时，被观察供试品所在处的光照度应为（　　）。
   A. 1000～1500lx　　　　　　　　　B. 2000～3000lx
   C. 4000lx　　　　　　　　　　　　D. 没有规定

5. 不溶性微粒检查法包括（　　）和显微计数法。
   A. 光阻法　　　　　　　　　　　　B. 渗透压测定法
   C. 紫外法　　　　　　　　　　　　D. 可见异物检查法

6. 下列不是葡萄糖所具备的性质是（　　）。
   A. 旋光性　　　B. 脱水反应　　　C. 差向异构化　　　D. 沉淀反应

7. 进行最低装量检查时，若该注射剂的装量为200ml，选用的量具额定体积最大不能超过（　　）。
   A. 500ml　　　B. 1000ml　　　C. 2000ml　　　D. 200ml

8. 葡萄糖能够使微温的碱性酒石酸铜试液变色，是因为其具有（　　）性质。
   A. 氧化　　　B. 还原　　　C. 旋光　　　D. 水解

9. 葡萄糖注射液进行pH检查时先采用两种标准缓冲液对仪器进行自动校正，再用pH4.01标准缓冲液验证，至仪器示值与标准缓冲液的规定数值相差不大于（　　）单位。
   A. ±0.01pH　　　B. ±0.02pH　　　C. ±0.05pH　　　D. ±0.5pH

10. 葡萄糖注射液中5-羟甲基糠醛的检查采用（　　）方法。
    A. 旋光法　　　　　　　　　　　　B. 紫外-可见分光光度法
    C. pH测定法　　　　　　　　　　　D. 硫代乙酰胺法

11. 葡萄糖注射液进行重金属检查时，若本品的规格为100ml：5g，取注射液60ml，蒸发至约20ml，放冷，加醋酸盐缓冲液（pH3.5）2ml与水适量使成25ml，依法检查（通则0821第一法），按葡萄糖含量计算，含重金属不得过百万分之五，则应取标准铅溶液（　　）。（标准铅溶液浓度为10μg/ml）
    A. 1ml　　　B. 1.5ml　　　C. 2ml　　　D. 2.5ml

12. 葡萄糖注射液进行不溶性微粒检查时，应取供试品（　　）支进行检查。
    A. 1　　　　　B. 2　　　　　C. 3　　　　　D. 4

13. 除另有规定外，等渗的范围一般为（　　）mOsmol/kg。
    A. 260～320　　　B. 240～340　　　C. 285～310　　　D. 200～400

14. 渗透压摩尔浓度测定仪的设计原理是（　　）。
    A. 蒸发压降低　　　　　　　　　　B. 沸点升高
    C. 冰点升高　　　　　　　　　　　D. 冰点下降

15. 葡萄糖注射液含量测定方法是（　　）。

A. 旋光法 B. 滴定法
C. 高效液相色谱法 D. 紫外法

16. 进行不溶性微粒检查时,微粒检查用水(或其他适宜溶剂)使用前须经不大于( )μm的微孔滤膜滤过。
A. 1.0 B. 0.8 C. 0.45 D. 0.2

17. 以下检验项目中,葡萄糖注射液不用进行的检查项目为( )。
A. 装量检查 B. 不溶性微粒检查
C. 无菌检查 D. pH检查

18. 无菌检查需要的环境洁净度级别是( )。
A. A级 B. B级 C. C级 D. D级以下

19. 葡萄糖注射液进行无菌检查时,其对照菌是( )。
A. 金黄色葡萄球菌 B. 大肠埃希菌
C. 生孢梭菌 D. 白色念珠菌

20. 葡萄糖制剂在加热灭菌过程中易生成有色物质而变黄,这是由于生成( )。
A. 5-羟甲基糠醛 B. 烯二醇 C. 糖苷 D. 糖脒

(二)判断题

( ) 1. 除另有规定外,用于静脉注射、静脉滴注、鞘内注射、椎管内注射的注射液、注射用无菌粉末及注射用浓溶液均要检查不溶性微粒。

( ) 2. 标示装量为50ml以上的注射液需进行最低装量检查。

( ) 3. 可见异物检查时,凡肉眼看到浑浊或沉淀现象的均不可供药用。

( ) 4. 注射剂可见异物检查符合规定后,就不用再进行不溶性微粒检查。

( ) 5. 混悬型、乳状液型注射液和滴眼液使用光散射法进行可见异物检查。

( ) 6. 凡规定检查含量均匀度的注射用无菌粉末,一般不再进行装量差异检查。

( ) 7. 黏度过高和易析出结晶的注射剂可采用光阻法测定不溶性微粒。

( ) 8. 所有的注射剂均需进行渗透压摩尔浓度测定,以确保用药安全性。

( ) 9. 无菌检查的方法包括薄膜过滤法和直接接种法,其中葡萄糖注射液采用直接接种法进行无菌检查。

( ) 10. 培养基分装量不宜超过容器的2/3,以免灭菌时溢出。

(三)做案例

生理氯化钠溶液与氯化钠注射液都是氯化钠的水溶液,请查阅二者的质量标准和说明书,回答下列问题。

1. 两者存在哪些差异?生理氯化钠溶液能否代替氯化钠注射液使用?
2. 列出氯化钠注射液应进行的检验项目,分析各个检验项目的质量指标。
3. 设计氯化钠注射液的检验流程。

二、技能考核

按照表5-5进行技能考核,贯穿项目全过程。

表 5-5　葡萄糖注射液综合检验技能考核评价标准

评价项目		评价标准	分数
预习（10分）		检验方案设计符合规范	5
		观看操作视频和教学视频	5
准备（10分）		试剂、器具准备齐全，器具选用合理	10
操作（50分）	性状检查（2分）	观察记录正确	2
	化学鉴别（2分）	操作规范，结果正确	2
	pH值测定（4分）	pH计校正和验证过程正确	1
		pH计使用正确，检查过程规范	2
		数据记录规范，结果判断正确	1
	5-羟甲基糠醛检查（4分）	溶液制备处理得当	1
		紫外-可见分光光度计操作规范流畅	2
		数据记录规范，结果判断正确	1
	重金属检查（4分）	溶液制备处理得当	1
		检查过程规范流畅	2
		现象记录规范，结果判断正确	1
	最低装量检查（3分）	量具选择合理，检查过程规范流畅	2
		数据记录规范，结果判断正确	1
	可见异物检查（3分）	可见异物检测仪使用正确，检查过程规范	2
		数据记录规范，结果判断正确	1
	不溶性微粒检查（4分）	实验环境及检测符合规定	1
		不溶性微粒检测仪使用正确，检查过程规范	2
		数据记录规范，结果判断正确	1
	渗透压摩尔浓度测定（3分）	渗透压测定仪使用正确，检查过程规范	2
		数据记录规范，结果判断正确	1
	含量测定（6分）	旋光仪使用规范熟练	2
		测定过程操作规范，数据记录规范	2
		含量计算、偏差处理正确	2
	无菌检查（9分）	正确熟练完成无菌室清洁与消毒，按照规程进出无菌室，传递物品	1
		检查前器具、培养基、稀释液等准备充分，灭菌处理得当	2
		会使用集菌仪，能规范熟练进行薄膜过滤法操作	3
		正确培养、观察、记录、判断结果并出具合规报告	2
		正确合规地完成实验后清场	1
	细菌内毒素检查（6分）	检查前正确准备器具、配制溶液等，除细菌内毒素处理得当	1
		熟练进行细菌内毒素检查操作	2
		正确培养、观察、记录、判断结果并出具合规报告	2
		正确合规地完成实验后清场，细菌内毒素无害化处理	1
结果（10分）	记录报告（4分）	全检记录与报告整洁规范，书写认真无涂改	4
	检验结果（6分）	结果准确	6

续表

评价项目	评价标准	分数
职业素养 （10分）	自觉穿戴实验服，遵守实验操作规程和实验室安全管理规程	2
	操作过程系统条理，质量意识、环保意识、无菌意识强	2
	操作各环节能及时记录数据，书写规范，涂改处有签字	2
	操作过程中及时做好各种标识，防止混淆	2
	实验过程台面干净整洁，仪器用完洗刷干净及时归位	2
劳动意识（10分）	实验完毕，自主清理实验台，打扫实验室卫生，做好垃圾分类	10
合计		100

项目六　洁净室（区）环境监测

[岗位职责]
（1）负责公司洁净室（区）的环境监测工作。
（2）负责洁净室（区）监测所用仪器设备的维护、计量与管理。

[工作环境]
微生物限度检查室、无菌检查室、药品生产车间洁净室（区）、培养室。

[工作要求]
1. 知识目标
掌握洁净室（区）环境监测的基本术语及其含义、检验项目、检验流程；熟悉洁净室（区）环境监测记录与报告的书写及结果判定。
2. 能力目标
能够按照标准操作规程独立进行悬浮粒子、浮游菌及沉降菌的检测。
3. 素质目标
爱岗敬业、认真负责、精益求精，能自主制订工作计划并实施。

项目概述

一、知识储备

洁净室（区）系指对尘粒及微生物污染规定需进行环境控制的房间或区域。

（一）沉降菌及菌落数

1. 沉降菌

系指用标准提及的方法收集空气中的活的微生物粒子，通过专门的培养基，在适宜的生长条件下繁殖到可见的菌落。

2. 沉降菌菌落数

系指在规定时间内每个平板培养皿收集到空气中沉降菌的数目，以个/皿表示。

（二）浮游菌及浓度

1. 浮游菌

系指悬浮在空气中的活的微生物粒子，通过专门的培养基，在适宜的生长条件下繁殖到可见的菌落数。

2. 浮游菌浓度

系指单位体积空气中含浮游菌菌落数的多少，以计数浓度表示，单位是个/m³或个/L。

（三）悬浮粒子

系指空气中悬浮的尺寸范围在 0.1～1000μm 的固体和液体粒子。

（四）空态

系指洁净室（区）在净化空气调节系统已安装完毕且完备的情况下，但是没有生产设备、原材料或人员的状态。

（五）静态

（1）静态 a　系指洁净室（区）在净化空气调节系统已安装完毕且完备的情况下，生产工艺设备已安装、洁净室（区）内没有生产人员的状态。

（2）静态 b　系指洁净室（区）在生产操作完全结束，生产操作人员撤离现场并经过 20 分钟自净后的状态。

（六）动态

系指洁净室（区）已处于正常生产状态，设备在指定的方式下进行，并且有指定的人员按照规范操作的状态。

（七）洁净工作台

系指一种工作台或者与之类似的一个封闭围挡工作区，其特点是自身能够供给经过过滤的空气或气体，按气流形式分为垂直单向流工作台、水平单向流工作台等。

二、质量标准

空气洁净度（air cleanliness）是指洁净环境空气中含尘（微粒）量的程度，含尘浓度高则洁净度低，含尘浓度低则洁净度高。空气洁净度级别是指洁净空间单位体积空气中，以大于或等于被考虑粒径的粒子最大浓度限值进行划分的等级标准。不同洁净度级别，允许存在的尘粒数和微生物数量不同。尘粒指的是悬浮粒子，微生物主要包括浮游菌与沉降菌。

根据 2011 年 3 月 1 日起正式施行的 GMP（2010 年版），我国药品生产所需洁净室（区）划分为 A、B、C 和 D 四个等级。

A 级，高风险操作区，如开展无菌检查和微生物限度检查及无菌采样等检测活动的、独立设置的洁净室（区）或隔离系统，应当用单向流操作台（罩）维持该区的环境状态。

B 级，指开展无菌检查和微生物限度检查及无菌采样等高风险操作 A 级洁净区所处的背景区域。

C 级和 D 级，指无菌药品微生物检验中重要程度较低操作步骤的洁净区。

洁净区各级别空气悬浮粒子的标准规定见表 6-1，洁净区各级别微生物监测的动态标准见表 6-2。

表 6-1　洁净区各级别空气悬浮粒子的标准规定

洁净度级别	悬浮粒子最大允许数/m³			
	静态		动态	
	≥0.5μm	≥5.0μm	≥0.5μm	≥5.0μm
A 级	3520	20	3520	20
B 级	3520	29	352000	2900
C 级	352000	2900	3520000	29000
D 级	3520000	29000	不作规定	不作规定

表 6-2　洁净区各级别微生物监测的动态标准

洁净度级别	浮游菌/(cfu/m³)	沉降菌(φ90mm)/(cfu/4 小时)	表面微生物	
			接触(φ55mm)/(cfu/碟)	5 指手套/(cfu/手套)
A 级	<1	<1	<1	<1
B 级	10	5	5	5
C 级	100	50	25	—
D 级	200	100	50	—

注：1. 表中各数值均为平均值。
2. 单个沉降碟的暴露时间可以少于 4 小时，同一位置可使用多个沉降碟连续进行监测并累计计数。

任务 6-1　洁净室（区）沉降菌检测

一、知识储备

1. 测试原理

本测试采用沉降法，即通过自然沉降原理收集空气中的微生物粒子于培养基平皿，在适宜的条件下培养适宜时间让其繁殖到肉眼可见的菌落进行计数，以培养平板中的菌落数来判定洁净环境内的活微生物数，并以此来评定洁净室（区）的洁净度是否符合相应洁净级别要求。

2. 测试规则

（1）测试条件　在测试之前，要对洁净室（区）相关参数进行预先测试，这类测试将会提供测试沉降菌的环境条件。例如，洁净室（区）的温度和相对湿度应与其生产及工艺要求相适应（无特殊要求时，以温度在 18～26℃、相对湿度在 45%～65%为宜），同时应满足测试仪器的使用范围。

（2）测试状态　静态和动态两种状态均可进行测试。静态测试时，室内测试人员不得多于 2 人。沉降菌测试前，被测洁净室（区）由用户决定是否需要预先消毒。测试报告中应标明测试时所采用的状态和室内测试人员数。

（3）测试时间　在空态或静态 a 测试时，对单向流洁净室（区）而言，测试宜在净化空气调节系统正常运行时间不少于 10 分钟后开始；对非单向流洁净室（区）测试宜在净化空气调节系统正常运行时间不少于 30 分钟后开始。在静态 b 测试时，对单向流洁净室（区）测试宜在生产操作人员撤离现场并经过 10 分钟自净后开始；对非单向流洁净室（区）测试宜在生产操作人员撤离现场并经过 20 分钟自净后开始；在动态测试时，须记录生产开始的时间及测试时间。

（4）采样点数量及其布置　最少采样点数目可在以下两种方法中任选一种。

① 最少采样点数目　悬浮粒子洁净度测试的最少采样点数目可在以下两种方法中任选一种。

方法一：按下式计算。

$$N_L = \sqrt{A} \tag{6-1}$$

式中，N_L 为最少采样点；A 为洁净室或被控洁净区的面积，单位为平方米（m^2）。

方法二：最少采样点数目可以查表 6-3 确定。

表 6-3　最少采样点数目

面积 S/m^2	洁净度级别			
	A	B	C	D
$S<10$	2~3	2	2	2
$10 \leqslant S<20$	4	2	2	2
$20 \leqslant S<40$	8	2	2	2
$40 \leqslant S<100$	16	4	2	2
$100 \leqslant S<200$	40	10	3	3
$200 \leqslant S<400$	80	20	6	6
$400 \leqslant S<1000$	160	40	13	13
$1000 \leqslant S<2000$	400	100	32	32
$S \geqslant 2000$	800	200	63	63

注：对于 A 级单向流洁净室，包括 A 级洁净工作台，面积指的是送风口表面积；对于 B 级以上非单向流洁净室，面积指的是房间面积。

② 采样点的位置　采样点一般在离地面 0.8m 高度的水平面上均匀布置。采样点多于 5 个时，也可以在离地面 0.8~1.5m 高度的区域内分层布置，但每层不少于 5 个。采样点的布置还可根据需要在生产及工艺关键操作区增加。采样点的布置见图 6-1。A 级单向流区域、洁净工作台或局部空气净化设施的采样点宜布置在正对气流方向的工作面上，气流形式可参考图 6-2、图 6-3。

（5）最少培养皿数　在满足最少采样点数目的同时，宜满足最少培养皿数，见表 6-4。

表 6-4　不同洁净度级别沉降菌测试最少培养皿数

洁净度级别	最少培养皿数/个
A 级	14
B 级	2

续表

洁净度级别	最少培养皿数/个
C级	2
D级	2

(6) 采样次数　每个采样点一般采样一次。

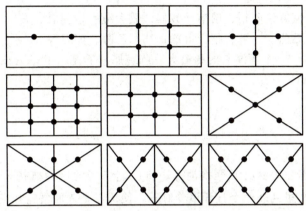

图 6-1　平面采样点布置

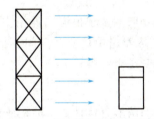

图 6-2　水平单向流气流形式

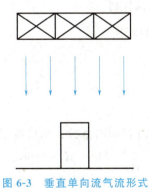

图 6-3　垂直单向流气流形式

二、任务描述

按照《中国药典》（2020 年版）四部指导原则 9205 "药品洁净实验室微生物监测和控制指导原则"中微生物监测标准及《医药工业洁净室（区）沉降菌的测试方法》（GB/T 16294—2010），对注射剂生产车间的无菌灌装区（A 级区，面

积 $16m^2$）进行沉降菌检测。

三、检验准备

（1）根据式(6-1)及 A 级区域面积约为 $16m^2$，计算最少采样点数为 4。
（2）查表 6-4 得 A 级区域最少培养皿数为 14 个。
（3）实验物品的准备
① 设备　恒温培养箱、菌落计数器、放大镜、培养皿。
② 器材　无菌衣、裤、帽、口罩；75%乙醇、剪刀等。
③ 培养基　30 个预灌装的胰酪大豆胨琼脂培养基（TSA）或沙氏葡萄糖琼脂培养基（SDA）。

视频 6-1

四、操作过程

1. 采样

测试前培养皿表面必须严格消毒。将已制备好的培养皿按采样点布置图逐个放置，然后从里到外逐个打开培养皿盖，使培养基表面暴露在空气中。静态测试时，培养皿暴露时间为 30 分钟以上。

2. 培养

全部采样结束后，将培养皿倒置于恒温培养箱中培养。采用 TSA 配制的培养皿经采样后，在 30～35℃培养箱中培养，时间不少于 2 天。选定 3 个培养皿做对照培养（检验培养基本身是否污染）。

3. 菌落计数

用肉眼对培养皿上所有的菌落直接计数、标记或在菌落计数器上点计，然后用 5～10 倍放大镜检查有无遗漏。若平板上有 2 个或 2 个以上的菌落重叠，可分辨时仍以 2 个或 2 个以上菌落计数。

4. 实验完毕，清理实验场所

五、结果判断

1. 结果计算

用计数方法得出各个培养皿的菌落数，然后按下式计算平均菌落数。

$$\overline{M} = \frac{M_1 + M_2 + \cdots M_n}{n} \quad (6-2)$$

式中，$\overline{M}$ 为平均菌落数；M_1 为 1 号培养皿菌落数；M_2 为 2 号培养皿菌落数；M_n 为 n 号培养皿菌落数；n 为培养皿总数。

2. 结果评定

用平均菌落数判断洁净室（区）空气中的微生物。每个测试点的平均菌落数必须低于所选定的评定标准。在静态测试时，若某测试点的沉降菌平均菌落数超过评定标准，则应重新采样两次，两次测试结果均合格才能判定为合格。

任务 6-2　洁净室（区）浮游菌检测

一、知识储备

1. 测试原理

采用的方法是计数浓度法，即通过收集悬浮在空气中的生物性粒子于专门的培养基（选择能证实其能够支持微生物生长的培养基）内，经若干时间和适宜的生长条件让其繁殖到可见的菌落进行计数，以判定该洁净室的微生物浓度。

2. 测试规则

（1）测试条件、测试状态、测试时间、采样点数量及其布置　同任务 6-1"洁净室（区）沉降菌检测"。

（2）最小采样量　不同洁净度级别浮游菌测试每次最小采样量见表 6-5。

表 6-5　不同洁净度级别浮游菌测试每次最小采样量

洁净度级别	采样量/(L/次)
A	1000
B	500
C	100
D	100

（3）采样次数　每个采样点采样一次。

二、任务描述

按照《中国药典》（2020 年版）四部指导原则 9205"药品洁净实验室微生物监测和控制指导原则"中微生物监测标准及《医药工业洁净室（区）浮游菌的测试方法》（GB/T 16293—2010）对注射剂生产车间无菌罐装区（B 级区，100m^2）进行空气中浮游菌监测。

三、检验准备

1. 最少采样点数目

B 级区域面积约为 100m^2，按照式(6-1)计算最少采样点数目为 16 个。

2. 最小采样量

500L/次。

3. 实验物品的准备

（1）设备　浮游菌采样器、恒温培养箱、菌落计数器、放大镜、培养皿。

（2）器材　同任务 6-1"洁净室（区）沉降菌检测"。

（3）培养基　同任务 6-1 "洁净室（区）沉降菌检测"。

四、操作过程

1. 采样

（1）测试前，将采样器、培养皿表面用消毒剂擦拭消毒外表面。

（2）采样前，用消毒剂清洗采样器顶盖、转盘及罩子的内外面。

（3）采样时，采样者应穿戴与被测洁净区域相应的工作服，在转盘上放入或调换培养皿前，双手用消毒剂消毒或戴无菌手套。采样仪器经消毒后先不放入培养皿，开启浮游菌采样器，使仪器中的残余消毒剂蒸发，时间不少于 5 分钟，检查流量并根据采样量调整设定采样时间。关闭浮游菌采样器放入培养皿，盖上盖子，置采样口和采样点后，开启浮游菌采样器进行采样。

（4）采样结束，用消毒剂轻轻喷射罩子的内壁和转盘。

2. 培养

同本章任务 6-1 "洁净室（区）沉降菌检测"。

3. 菌落计数

同本章任务 6-1 "洁净室（区）沉降菌检测"。

五、结果判断

1. 结果计算

用计数方法得出各个培养皿的菌落数，每个测试点浮游菌平均浓度的计算见下式：

$$平均浓度(个/m^3) = 平均菌落数/采样量 \qquad (6-3)$$

2. 结果评定

如果每个测试点的浮游菌平均浓度均低于所选定的评定标准，则判定该区域的浮游菌检测结果符合相应洁净级别标准。在静态测试时，若某测试点的浮游菌平均浓度超过评定标准，则应重新采样两次，两次测试结果均合格才能判为符合规定。

任务 6-3　洁净室（区）悬浮粒子监测

一、知识储备

1. 测试原理

悬浮粒子测试采用计数浓度法，即通过测试洁净环境内单位体积空气中含大于或等于某粒径的悬浮粒子数来评定洁净室（区）的悬浮粒子洁净度级别。

通常采用粒子计数器测试空气中的悬浮粒子。常用的粒子计数器如下：

(1) 光散射粒子计数器（用于粒径≥0.5μm 的悬浮粒子计数） 该类型计数器利用了空气中的悬浮粒子在光的照射下产生光散射现象，散射光的强度与悬浮粒子的表面积成正比。

(2) 激光粒子计数器（用于粒径≥0.1μm 的悬浮粒子计数） 该类型计数器利用了空气中的悬浮粒子在激光束的照射下产生衍射现象，衍射光的强度与悬浮粒子的体积成正比。

对于医药工业洁净室来说，由于仅控制≥0.5μm 和≥5.0μm 的悬浮粒子，故上述两种原理的仪器采用任意一种均可。

2. 测试规则

(1) 测试条件、测试状态、测试时间 同任务 6-1"洁净室（区）沉降菌检测"。

(2) 采样点数量及其布置 最少采样点数目和采样点的位置可参照本章任务 6-1"洁净室（区）沉降菌检测"。

(3) 采样次数 对任何小洁净室（区）或局部空气净化区域，采样点的数目不得少于 2 个，总采样次数不得少于 5 次。每个采样点的采样次数可以多于 1 次，且不同采样点的采样次数可以不同。

(4) 采样量 不同洁净度级别，采样量不同，具体见表 6-6。

表 6-6 不同洁净度级别空气悬浮粒子测试每次最小采样量

洁净度级别	采样量/(L/次)	
	≥0.5μm	≥5μm
A	5.66	8.5
B	2.83	8.5
C	2.83	8.5
D	2.83	8.5

二、任务描述

按照《中国药典》（2020 年版）四部指导原则 9205"药品洁净实验室微生物监测和控制指导原则"中微生物监测标准及《医药工业洁净室（区）悬浮粒子的测试方法》（GB/T 16292—2010）对注射剂生产车间灌装区（B 级区，100m^2）空气中悬浮粒子进行监测。

三、检验准备

1. 设备

激光粒子计数器。

2. 最少采样点数目确定

测试区域为 B 级区，面积 100m^2，查阅"最少采样点数目表"，确定最少采样点数目为 10 个。

3. 采样量确定

查表 6-6 为 2.83L/次（$\geqslant 0.5\mu m$），8.5L/次（$\geqslant 5\mu m$）。

4. 采样点布置

可参照本章任务 6-1 "洁净室（区）沉降菌检测"。

四、操作过程

按照测试规则和确定的采样点和采样量，对洁净区 10 个点逐一进行采样。

五、结果判断

1. 结果计算

(1) 采样点的平均悬浮粒子浓度按下式计算：

$$A = \frac{\sum_{i=1}^{n} c_i}{n} \tag{6-4}$$

式中，A 为某一采样点的平均粒子浓度，单位为粒/m³；c_i 为某采样点的粒子浓度（$i=1,2,\cdots,n$），单位为粒/m³；n 为某一采样点上的采样次数，单位为次。

(2) 洁净室平均粒子浓度按下式计算：

$$M = \frac{\sum_{i=1}^{L} A_i}{L} \tag{6-5}$$

式中，M 为平均值的均值，即洁净室（区）的平均粒子浓度，单位为粒/m³；A_i 为某一采样点的平均粒子浓度（$i=1,2,\cdots,L$），单位为粒/m³；L 为采样点数目。

(3) 标准差按下式计算：

$$SE = \sqrt{\frac{(A_1-M)^2 + (A_2-M)^2 + \cdots + (A_L-M)^2}{L(L-1)}} \tag{6-6}$$

式中，SE 为平均值均值的标准误差，单位为粒/m³。

(4) 95％置信上限（UCL）按下式计算，t 分布系数的具体数值见表 6-7。

$$UCL = M + tSE \tag{6-7}$$

式中，UCL 为平均值均值的 95％置信上限，单位为粒/m³；t 为 95％置信上限的 t 分布系数。

表 6-7 95％置信上限的 t 分布系数

采样点数目	2	3	4	5	6	7	8	9	>9
t	6.31	2.92	2.35	2.13	2.02	1.94	1.90	1.86	—

注：当采样点数>9 个时，不需要计算 95％置信上限。

2. 结果评定

判断悬浮粒子洁净度级别应依据下述两个条件：

(1) 每个采样点的平均粒子浓度必须不大于规定的级别界限，即 $A_i \leqslant$ 级别界限；

(2) 全部采样点的粒子浓度平均值均值的 95％置信上限必须不大于规定的级别界限，即 UCL≤级别界限。

项目考核

一、知识考核

（一）单选题

1. GMP 即（　　）。
   A. 中药材生产质量管理规范
   B. 药品临床试验质量管理规范
   C. 药品非临床试验质量管理规范
   D. 药品生产质量管理规范
   E. 药品经营质量管理规范

2. A 级洁净室（区）≥0.5μm 尘粒的最大允许数为（　　）。
   A. 0　　　　　　B. 20　　　　　　C. 3520
   D. 352000　　　E. 3520000

3. 对洁净室进行测试时，应严格控制人数，静态测试时，室内测试人员不得多于（　　）人。
   A. 6　　　　　　B. 5　　　　　　C. 4
   D. 3　　　　　　E. 2

4. 无特殊要求时，无菌洁净室温度和湿度以控制在（　　）为宜。
   A. 18～26℃，45％～65％
   B. 16～26℃，45％～65％
   C. 18～26℃，40％～65％
   D. 16～26℃，40％～65％
   E. 18～28℃，45％～65％

5. A 级洁净室，空气中的浮游菌平均浓度应小于（　　）个/m³。
   A. 100　　　　　B. 50　　　　　　C. 10
   D. 5　　　　　　E. 1

6. 沉降菌静态测试时，培养皿暴露时间最少为（　　）分钟以上。
   A. 15　　　　　B. 30　　　　　　C. 50
   D. 60　　　　　E. 120

7. 高风险操作区例如灌装区属于（　　）洁净区。
   A. A 级　　　　B. B 级　　　　　C. C 级
   D. D 级　　　　E. E 级

8. 沉降菌测试时，制备好的培养皿适宜的存放环境为（　　）。
   A. 0℃以下　　　B. 2～8℃　　　　C. 18～26℃
   D. 20～25℃　　 E. 冷处

9. UCL 是指（　　）。
   A. 标准差　　　　B. 95%置信上限　　C. 相对标准差
   D. 粒子标准差　　E. 80%置信下限
10. B级洁净室（区）测试浮游菌，最小采样量为（　　）L/次。
    A. 100　　　　　B. 200　　　　　　C. 300
    D. 500　　　　　E. 800

（二）多选题

1. 药品微生物检验的实验室应有开展无菌检查、微生物限度检查、无菌采样等检测活动的、独立设置的洁净室（区）或隔离系统，并配备相应的（　　）、样品接收和贮藏室（区）、污染物处理区和文档处理区等辅助区域。
   A. 阳性菌实验室
   B. 培养室
   C. 试验结果观察区
   D. 培养基及实验用具准备（包括灭菌）区
   E. 标准菌株贮藏室（区）
2. GMP（2010年版）规定，药品洁净实验室按空气悬浮粒子大小和数量的不同分为（　　）4个级别。
   A. A级　　　　　B. B级　　　　　　C. C级
   D. D级　　　　　E. E级
3. 洁净室浮游菌测试需要使用（　　）。
   A. 尘埃粒子计数器
   B. 浮游菌采样器
   C. 高压蒸汽灭菌锅
   D. 恒温培养箱
   E. 培养皿
4. 洁净室沉降菌测试可以在（　　）状态下进行。
   A. 空态　　　　　B. 静态a　　　　　C. 静态b
   D. 动态　　　　　E. 自净
5. 微生物监测内容包括非生物活性的空气悬浮粒子数和有生物活性的微生物监测，其中微生物监测包括（　　）的微生物监测。
   A. 浮游菌　　　　B. 沉降菌　　　　　C. 关键的检测台面
   D. 人员操作服表面　E. 5指手套

（三）判断题

（　　）1. GMP车间沉降菌测试可选用改良马丁培养基。
（　　）2. GMP沉降菌测试中采样点一般在离地面0.8m高度的水平面上均匀布置。
（　　）3. 悬浮粒子的测试主要采用粒子计数器，包括光散射粒子计数器和激光粒子计数器。
（　　）4. 悬浮粒子测试状态在空态、静态和动态均可测试。

（　　）5. 采样时测试人员应站在采样口的上风侧。
（　　）6. 沉降菌测试前每个培养基表面必须严格消毒，以保证无菌。
（　　）7. 沉降菌采样静态测试时，培养皿暴露时间为30分钟以上。
（　　）8. 采样前应仔细检查每个培养皿的质量，如发现有变质、破损或污染的应剔除。
（　　）9. 浮游菌的培养皿一般采用90mm×18mm规格的培养皿。
（　　）10. 浮游菌采用TSA配制的培养皿采样后，培养时间不少于2天。

二、技能考核

按照表6-8进行技能考核，贯穿项目全过程。

表6-8　洁净区环境监测技能考核评价标准

评价项目		评价标准	分数
预习(10分)		检验方案设计符合规范	5
		观看操作视频和教学视频	5
准备(10分)		试剂、器具准备齐全，器具选用合理	10
操作(50分)	进出无菌室(10分)	熟练完成无菌室的清洁、消毒与灭菌	5
		能正确进行更衣、手消毒、物品进出传递	5
	沉降菌检测(10分)	能按照标准操作规程对洁净区环境中沉降菌进行监测	5
		能正确培养、观察、计数、记录	5
	浮游菌检测(15分)	能按照标准操作规程对洁净区环境中浮游菌进行监测	5
		会使用浮游菌采样器等实验仪器	5
		能正确培养、观察、计数、记录	5
	悬浮粒子检测(15分)	能按照标准操作规程对洁净区环境中悬浮粒子进行监测	5
		会使用粒子计数器等实验仪器	5
		能正确计数、记录、计算	5
结果(10分)	记录报告(4分)	记录与报告整洁规范，书写认真无涂改	4
	检验结果(6分)	结果准确	6
职业素养(10分)		自觉穿戴实验服，遵守实验操作规程和实验室安全管理规程	2
		操作过程系统条理，质量意识、环保意识、无菌意识强	2
		操作各环节能及时记录数据，书写规范，涂改处有签字	2
		操作过程中及时做好各种标识，防止混淆	2
		实验过程台面干净整洁，仪器用完刷干净及时归位	2
劳动意识(10分)		实验完毕，自主清理实验台，打扫实验室卫生，做好垃圾分类	10
合计			100

项目七　蔗糖检验

[岗位职责]
（1）负责公司生产或购买辅料的全检工作。
（2）配合公司新药研发项目分析。
（3）负责辅料检验岗位的验证、审计等工作。
（4）负责辅料检验岗位所用仪器设备的维护、计量与管理。

[工作环境]
普通工作室、天平室、理化检测室、红外光谱室。

[工作要求]

1. 知识目标

掌握药用辅料的检验项目、检验流程、含量表示方法等基础知识；熟悉药用辅料全检记录与报告的书写，有效数字的处理与结果判定；了解蔗糖的结构及理化性质。

2. 能力目标

掌握药用辅料全检的操作流程、检验结果的判断。

3. 素质目标

严格按照标准操作规程操作；及时、如实记录检验数据；具有严谨、诚信、精益求精的职业素养。

项目概述

一、知识储备

蔗糖由一分子葡萄糖和一分子果糖脱水缩合形成，甜味仅次于果糖。蔗糖在医药上用作矫味剂，常制成糖浆应用。蔗糖糖浆，含 50%～67%（质量分数）蔗糖，用作片剂湿法制粒中的黏合剂。蔗糖粉末可用作干黏合剂，咀嚼片或锭剂的增溶剂和甜味剂。

1. 蔗糖的物理性质

蔗糖为自然界分布最广的二糖，广泛存在于各种植物中，尤其在甘蔗和甜菜中含量最多。蔗糖为白色晶体，其甜味仅次于果糖，易溶于水，难溶于乙醇。

2. 蔗糖的化学性质

蔗糖是一分子 α-D-吡喃葡萄糖的半缩醛羟基与一分子 β-D-呋喃果糖的半缩醛羟基脱水，通过 α-1，2-苷键连接而成的。因而蔗糖分子中没有半缩醛羟基，有旋光性，但无变旋现象，也无还原性，不能形成糖脎。见图 7-1。

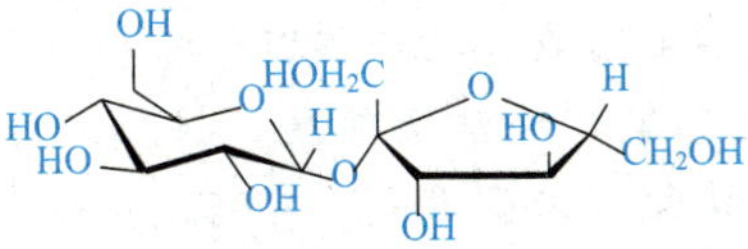

α-1,2-苷键
(+)-蔗糖

图 7-1 蔗糖的结构式

二、质量标准

《中国药典》（2020 年版）四部。

蔗糖
Zhetang
Sucrose

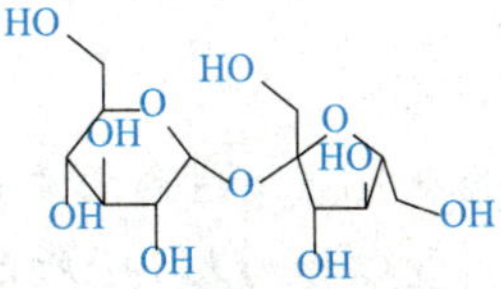

$C_{12}H_{22}O_{11}$　342.30
[57-30-1]

本品为 β-D-呋喃果糖基-α-D-吡喃葡萄糖苷。

【性状】　本品为无色结晶或白色结晶性的松散粉末。

本品在水中极易溶解，在乙醇中微溶，在无水乙醇中几乎不溶。

比旋度　取本品，精密称定，加水溶解并定量稀释制成每 1ml 中约含 0.1g 的溶液，依法测定（通则 0621），比旋度为 +66.3° 至 +67.0°。

【鉴别】　(1) 取本品，加 0.05mol/L 硫酸溶液，煮沸后，用 0.1mol/L 氢氧化钠溶液中和，再加碱性酒石酸铜试液，加热即生成氧化亚铜的红色沉淀。

(2) 本品的红外光吸收图谱应与蔗糖对照品的图谱一致（通则 0402）。

【检查】　**溶液的颜色**　取本品 5g，加水 5ml 溶解后，如显色，与黄色 4 号标准比色液（通则 0901 第一法）比较，不得更深。

硫酸盐　取本品 1.0g，依法检查（通则 0802），与标准硫酸钾溶液 5.0ml 制成的对照液比较，不得更浓（0.05%）。

还原糖　取本品 5.0g，置 250ml 锥形瓶中，加水 25ml 溶解后，精密加碱性枸橼酸铜试液 25ml 与玻璃珠数粒，加热回流使在 3 分钟内沸腾，从全沸时起，连续沸腾 5 分钟，迅速冷却至室温（此时应注意勿使瓶中氧化亚铜与空气接触），立即加 25% 碘化钾溶液 15ml，摇匀，随振摇随缓缓加入硫酸溶液（1→5）25ml，俟二氧化碳停止放出后，立即用硫代硫酸钠滴定液（0.1mol/L）滴定，至近终点时，加淀粉指示液 2ml，继续滴定至蓝色消失，同时做一空白试验。二者消耗硫代硫酸钠滴定液（0.1mol/L）的体积差不得过 2.0ml（0.10%）。

炽灼残渣　取本品 2.0g，依法检查（通则 0841），遗留残渣不得过 0.1%。

钙盐　取本品 1.0g，加水 25ml 使溶解，加氨试液 1ml 与草酸铵试液 5ml，摇匀，放置1小时，与钙标准溶液（精密称取碳酸钙0.125g，置500ml量瓶中，加水5ml与盐酸0.5ml使溶解，加水至刻度，摇匀。每1ml相当于0.10mg的Ca）5.0ml制成的对照液比较，不得更浓（0.05％）。

重金属 取炽灼残渣项下遗留的残渣，依法检查（通则0821第二法），含重金属不得过百万分之五。

【类别】 药用辅料，矫味剂和黏合剂等。

【贮藏】 密封，在干燥处保存。

三、检验项目

根据蔗糖的质量标准，该产品的质量检验包括性状检查、化学和红外鉴别、溶液颜色检查、硫酸盐检查、还原糖检查、炽灼残渣检查、钙盐检查、重金属检查和微生物限度检查共9个项目。

四、质量指标

蔗糖质量标准中对9个检验项目应该达到的质量要求进行了规定和描述，药品检验岗位通常将其整理形成质量指标如表7-1所示，写进蔗糖的检验操作规程中，作为检验记录书写的参考和检验结果判断的依据。

表 7-1 蔗糖的质量指标

项目		标准
性状	外观	本品为无色结晶或白色结晶性的松散粉末
	比旋度	比旋度为+66.3°至+67.0°
鉴别	化学鉴别	应呈正反应
	红外鉴别	本品的红外光吸收图谱应与蔗糖对照品的图谱一致
检查	溶液的颜色	如显色，与黄色4号标准比色液比较，不得更深
	硫酸盐	不得过 0.05%
	还原糖	不得过 0.10%
	炽灼残渣	不得过 0.1%
	钙盐	不得过 0.05%
	重金属	不得过百万分之五
	微生物限度	需氧菌总数不超过 10^3 cfu/g；霉菌和酵母菌总数不得过 10^2 cfu/g；大肠埃希菌不得检出

五、检验流程

除另有规定外，辅料的全检程序通常按照先简单后复杂的原则进行。根据这个原则，确定蔗糖的检验流程为：①取本品适量，先进行性状检查；②称取细粉适量，将需要做物理常数、鉴别、检查的辅料粉末分别称取至适宜的容器中（保证所有检验项目用的是同一份样品细粉）；③分别制备溶液，逐项进行检验；④书写检验记录，发放检验报告。

任务 7-1 性状检查

一、知识储备

蔗糖是双糖的一种，由一分子葡萄糖的半缩醛羟基与一分子果糖的半缩醛羟基彼此缩合脱水而成。蔗糖有甜味，无气味，易溶于水和甘油，微溶于醇。有旋光性，但无变旋作用。

1. 外观检测

本品为无色结晶或白色结晶性的松散粉末。

2. 比旋度测定

取本品，精密称定，加水溶解并定量稀释制成每 1ml 中约含 0.1g 的溶液，依法测定（通则 0621），比旋度为 +66.3° 至 +67.0°。

二、任务描述

一是通过目视观察，本品应为无色结晶或白色结晶性的松散粉末。二是由于本品有旋光性，所以还需做比旋度测定。

三、检验准备

蔗糖、白色瓷盘、自动旋光仪、分析天平、容量瓶。

四、操作过程

视频 7-1

1. 目视观察

取适量样品，平铺在洁净的白色瓷盘中，在明亮的自然光下观测其色泽、形态。

2. 比旋度测定

（1）开机，打开光源，仪器预热。

（2）供试液的制备：取本品 10g，精密称定，加水溶解至 100ml，制成每 1ml 中约含 0.1g 的溶液。

视频 7-2

（3）空白校正：取空白溶液（溶剂水）适量，缓缓注入旋光管中（注意避免光路中出现气泡），置于旋光计内校零。

（4）样品溶液的测定：取供试液适量，润洗旋光管 3 次，缓缓注入旋光管中（注意避免光路中出现气泡），置于旋光计内检测读数，即得供试液的旋光度。同法读取旋光度 3 次，三次读数的均值作为供试液的旋光度。

（5）清洗旋光管，关闭光源，关机。

（6）计算比旋度。

$$[\alpha]_D^t = \frac{100\alpha}{lc}$$

项目七　蔗糖检验

式中，$[\alpha]_D^t$ 为比旋度；D 为钠光谱的 D 线；t 为测定时的温度，℃；l 为测定管长度，dm；α 为测得的旋光度，(°)；c 为每 100ml 溶液中含有被测物质的重量（按干燥品或无水物计算），g。

五、结果判断

1. 外观检测

按照质量标准"性状"项下的语言描述，供试品的性状与质量指标进行比较，如完全一致，检验结果为"符合规定"，否则为"不符合规定"。

记录书写示例：本品为无色结晶或白色结晶性的松散粉末，符合规定。

2. 比旋度测定

依法测定，蔗糖的比旋度应为+66.3°至+67.0°。若检测结果在此范围内则判"符合规定"，否则为"不符合规定"。

任务 7-2 鉴别

一、知识储备

1. 鉴别的目的

药物鉴别的目的是判断药物的真伪。药物鉴别的方法包括化学鉴别法、仪器鉴别法和生物鉴别法等。蔗糖的鉴别采用化学鉴别法和仪器鉴别法。

2. 鉴别的原理

蔗糖本身无还原性，在酸性介质中发生水解反应，生成葡萄糖和果糖，水解产物葡萄糖具有还原性，在碱性条件下存在差向异构现象，因此与碱性酒石酸铜试液起反应，生成氧化亚铜砖红色沉淀，可用化学法进行鉴别。

二、任务描述

1. 化学鉴别法

取本品，加 0.05mol/L 硫酸溶液，煮沸后，用 0.1mol/L 氢氧化钠溶液中和，再加碱性酒石酸铜试液，加热即生成氧化亚铜的红色沉淀。

2. 红外鉴别法

采用红外光谱法进行鉴别，本品的红外光吸收图谱应与蔗糖对照品的图谱一致（通则 0402）。

比较红外光谱图，若样品的图谱与对照品的图谱基本形状一致，峰的数目一致，峰的位置一致，峰之间的相对高度一致，可判定为图谱一致。

三、检验准备

1. 检验器具

试管、电炉、红外分光光度计、红外灯、玛瑙研钵、压片模具、压片机。

2. 试剂试药

0.05mol/L 硫酸溶液、碱性酒石酸铜试液、0.1mol/L 氢氧化钠溶液、蔗糖、蔗糖对照品、光谱纯溴化钾。

四、操作过程

1. 化学鉴别

取本品约 0.1g，加 0.05mol/L 硫酸溶液 2ml，煮沸，加 0.1mol/L 氢氧化钠溶液 2ml 中和，再加碱性酒石酸铜试液 1ml，加热，观察并记录实验现象。

视频 7-3

2. 红外鉴别

（1）打开红外分光光度计，预热 30 分钟。

（2）样品片的制备：取样品 1~2mg，加入干燥 KBr 约 200mg，置玛瑙乳钵中，在红外灯下研磨，混匀，装入压片模具，加压至约 15~20MPa，维持压力约 2 分钟，卸掉压力，可得到厚约 1mm、直径 10mm 左右的透明 KBr 样品片。同法制备蔗糖对照品片。

视频 7-4

（3）空白 KBr 片的制备：不加样品，参照样品片的制备方法，制备 KBr 空白片。

（4）设置实验参数。

（5）扫描空白溴化钾片的背景吸收。

（6）绘制样品和对照品的红外吸收光谱图。

（7）样品红外吸收图谱与蔗糖对照品的图谱比较一致性。

五、结果判断

1. 化学鉴别

若记录的现象与"质量标准"该项目项下描述的一致，则结果记为"呈正反应"，该项鉴别结论为"符合规定"；反之则为"负反应"，该项鉴别结论为"不符合规定"。

2. 红外鉴别

将样品图谱与标准图谱比较，若一致判为"符合规定"，否则判为"不符合规定"。

任务 7-3 溶液颜色检查

一、知识储备

蔗糖为无色结晶或白色结晶性的松散粉末，在水中极易溶解，加水溶解后溶液应为无色。若溶液呈色，为蔗糖中的有色杂质引起的，溶液的颜色检查采用对照法。

项目七 蔗糖检验 133

二、任务描述

取本品 5g，加水 5ml 溶解后，如显色，与黄色 4 号标准比色液（通则 0901 第一法）比较，不得更深。

三、检验准备

1. 检验器具

试管、25ml 比色管、电子天平、量筒。

2. 试剂试药

纯化水、黄色 4 号标准比色液。

四、操作过程

取蔗糖 5g，精密称定，置试管中，加水 5ml 溶解，观察是否澄清。若显色，取供试品置于 25ml 纳氏比色管中，加水稀释至 10ml。另取相同体积的黄色 4 号标准比色液置于另一只 25ml 纳氏比色管中，两管同置白色背景上，自上向下透视，或同置白色背景前，平视观察，比较并记录供试品管与对照管呈现的颜色。

五、结果判断

溶液应澄清；如显色，与黄色 4 号标准比色液比较，不得更深。若样品管的颜色浅于对照管，则判为"符合规定"；否则判为"不符合规定"。

任务 7-4 硫酸盐检查

一、知识储备

采用对照法检查蔗糖中的硫酸盐。硫酸盐在盐酸酸性溶液中与氯化钡试液生成白色浑浊，与一定量标准硫酸钾溶液在相同条件下产生的浑浊比较，以判断供试品中硫酸盐是否超过限量。

$$SO_4^{2-} + Ba^{2+} \rightarrow BaSO_4 \downarrow （白）$$

二、任务描述

取本品 1.0g，依法检查（通则 0802），与标准硫酸钾溶液 5.0ml 制成的对照液比较，不得更浓。

三、检验准备

1. 检验器具

50ml 比色管、电子天平、移液管、量筒、洗耳球。

2. 试剂试药

标准硫酸钾溶液、稀盐酸、25％氯化钡溶液、纯化水。

四、操作过程

视频 7-6

1. 标准硫酸钾溶液的制备

称取硫酸钾 0.181g，置 1000ml 量瓶中，加水适量使溶解并稀释至刻度，摇匀，即得（每 1ml 相当于 100μg 的 SO_4^{2-}）。

2. 供试液的制备

取供试品 1.0g，置 50ml 纳氏比色管中，加水溶解使成约 40ml（溶液如为碱性，可加盐酸使成中性），加稀盐酸 2ml，摇匀。

3. 对照液的制备

精密量取标准硫酸钾溶液 5.0ml，置 50ml 纳氏比色管中，加水使成约 40ml，加稀盐酸 2ml，摇匀。

4. 加入试液

向上述两溶液中分别加入 25％氯化钡溶液 5ml，用水稀释成 50ml，摇匀，放置 10 分钟。

5. 观察结果

同置黑色背景上，自上而下观察，比较产生的浑浊，作出判断。

五、结果判断

供试液管所显浑浊浅于对照液管，判为"符合规定"；否则，判为"不符合规定"。

任务 7-5　还原糖检查

一、知识储备

蔗糖在酸性介质中发生水解反应，生成葡萄糖和果糖，水解产物葡萄糖具有还原性，在碱性条件下存在差向异构现象，能与碱性酒石酸铜试液起反应，生成氧化亚铜砖红色沉淀。而在酸性条件下蔗糖不水解，无还原糖的反应。若蔗糖中含有还原糖杂质，可以利用还原糖的性质进行检查。

二、任务描述

取本品 5.0g，置 250ml 锥形瓶中，加水 25ml 溶解后，精密加碱性枸橼酸铜试液 25ml 与玻璃珠数粒，加热回流使在 3 分钟内沸腾，从全沸时起，连续沸腾 5 分钟，迅速冷却至室温（此时应注意勿使瓶中氧化亚铜与空气接触），立即加

25％碘化钾溶液15ml,摇匀,随振摇随缓缓加入硫酸溶液（1→5）25ml,俟二氧化碳停止放出后,立即用硫代硫酸钠滴定液（0.1mol/L）滴定,至近终点时,加淀粉指示液2ml,继续滴定至蓝色消失,同时做一空白试验。二者消耗硫代硫酸钠滴定液（0.1mol/L）的体积差不得过2.0ml（0.10％）。

1. 检查原理

溶液中加入定量过量的碱性枸橼酸铜试液,蔗糖不发生水解,而蔗糖中的还原糖杂质在碱性条件下与枸橼酸铜试液发生氧化还原反应生成氧化亚铜,加热沸腾,使其完全反应,剩余的枸橼酸铜试液与碘化钾溶液定量反应生成单质碘,单质碘与硫代硫酸钠滴定液定量反应,用淀粉指示液指示终点,同时做空白试验,通过消耗的硫代硫酸钠滴定液的量间接推算出蔗糖中还原糖的量。

2. 检查方法

蔗糖中还原糖的检查采用限量检查法,以二者消耗硫代硫酸钠滴定液的体积差为2.0ml为限量,此时杂质限量为0.10％。

三、检验准备

1. 检验器具

分析天平、锥形瓶、移液管、加热回流装置、玻璃珠、量筒、滴定管。

2. 试剂试药

碱性枸橼酸铜试液、25％碘化钾溶液、硫酸溶液（1→5）、硫代硫酸钠滴定液（0.1mol/L）、淀粉指示液。

视频7-7

四、操作过程

（1）取本品5.0g,置250ml锥形瓶中,加水25ml溶解后,精密加碱性枸橼酸铜试液25ml与玻璃珠数粒,加热回流使在3分钟内沸腾,从全沸时起,连续沸腾5分钟,迅速冷却至室温（此时应注意勿使瓶中氧化亚铜与空气接触）。

（2）立即加25％碘化钾溶液15ml,摇匀,随振摇随缓缓加入硫酸溶液（1→5）25ml。

（3）俟二氧化碳停止放出后,立即用硫代硫酸钠滴定液（0.1mol/L）滴定,至近终点时,加淀粉指示液2ml,继续滴定至蓝色消失,记录消耗的硫酸钠滴定液的体积V。

（4）同时做一空白试验。记录消耗的硫代硫酸钠滴定液的体积V_0。

五、数据处理

计算二者消耗硫代硫酸钠滴定液的体积差$V-V_0$。

六、结果判断

若二者消耗硫代硫酸钠滴定液的体积差未超过2.0ml,判为"符合规"定,否则判为"不符合规定"。

任务 7-6　炽灼残渣检查

一、知识储备

炽灼残渣系有机药物经炭化或挥发性无机药物加热分解后，高温炽灼所产生的非挥发性无机杂质的硫酸盐。炽灼残渣检查用于控制非金属有机药物和挥发性无机药物中存在的非挥发性无机杂质。

二、任务描述

取本品 2.0g，依法检查（通则 0841），遗留残渣不得过 0.1%。

三、检验准备

1. 检验器具

高温炉（温度准确度及波动度均不得过±25℃）、坩埚、坩埚钳、通风柜、分析天平（分度值 0.1mg）、加热设备、干燥器（内置干燥剂）。

2. 试剂试药

硫酸、蔗糖。

四、操作过程

视频 7-8

1. 空坩埚恒重

取洁净坩埚置高温炉内，将坩埚盖斜盖于坩埚上，在 750℃±50℃ 炽灼约 30 分钟，停止加热，待高温炉温度冷却至约 300℃，盖好坩埚盖，取出坩埚，置适宜的干燥器内，放冷至室温（一般约需 60 分钟），精密称定坩埚重量（准确至 0.1mg）。再以同样条件重复操作，直至恒重，备用。

2. 称样

取供试品 1.0～2.0g，置已炽灼至恒重的坩埚内，精密称定。

3. 炭化

将盛有供试品的坩埚置加热设备（电炉、电热板或其他类似设备）上缓缓灼烧（应避免供试品燃烧并防止其受热骤然膨胀而逸出），炽灼至供试品全部炭化呈黑色，并不再冒烟，放冷至室温（以上操作应在通风柜内进行）。

4. 灰化

除另有规定外，滴加硫酸 0.5～1ml，使炭化物全部湿润，继续在加热设备上缓缓加热（勿使酸液溅出）至硫酸蒸气除尽，白烟完全消失（以上操作应在通风柜内进行）。将坩埚置高温炉内，坩埚盖斜盖于坩埚上，在 750℃±50℃ 炽灼约 60 分钟，使供试品完全灰化。

5. 恒重

在 750℃±50℃炽灼约 30 分钟，停止加热，待高温炉温度冷却至约 300℃，盖好坩埚盖，取出坩埚，置适宜的干燥器内，放冷至室温（一般约需 60 分钟），精密称定坩埚重量（准确至 0.1mg）。再以同样条件重复操作，直至恒重。

6. 记录与计算

记录供试品的取用量、炽灼温度、时间、坩埚及残渣的恒重数据，计算与结果等。

计算公式：

$$炽灼残渣(\%) = \frac{残渣+坩埚恒重重量-空坩埚恒重重量}{供试品重量} \times 100\%$$

五、结果判断

计算结果按"有效数字和数值的修约及其运算"修约，使其与标准中规定限度的有效数位一致。其数值小于或等于限度值时，判为"符合规定"（当限度规定为≤0.1%，而实验结果符合规定时，报告数据应为"小于 0.1%"或"为 0.1%"）；其数值大于限度值时，则判为"不符合规定"。

任务 7-7　钙盐检查

一、知识储备

蔗糖中的钙盐采用对照法检查，利用钙离子可与草酸形成草酸钙沉淀，供试液形成的沉淀与限量的标准钙离子在相同条件下形成的沉淀比较，不得更浓。

二、任务描述

取本品 1.0g，加水 25ml 使溶解，加氨试液 1ml 与草酸铵试液 5ml，摇匀，放置 1 小时，与钙标准溶液（精密称取碳酸钙 0.125g，置 500ml 量瓶中，加水 5ml 与盐酸 0.5ml 使溶解，加水至刻度，摇匀。每 1ml 相当于 0.10mg 的 Ca）5.0ml 制成的对照液比较，不得更浓（0.05%）。

三、检验准备

1. 检验器具

分析天平、量筒、容量瓶、移液管、50ml 纳氏比色管。

2. 试剂试药

氨试液、草酸铵试液、碳酸钙、盐酸、纯化水。

四、操作过程

1. 钙标准溶液的制备

精密称取碳酸钙 0.125g，置 500ml 量瓶中，加水 5ml 与盐酸 0.5ml 使溶解，加水至刻度，摇匀。每 1ml 相当于 0.10mg 的 Ca。

视频 7-9

2. 供试液的制备

取本品 1.0g 至 50ml 纳氏比色管中，加水 25ml 使溶解，加氨试液 1ml 与草酸铵试液 5ml，摇匀，放置 1 小时。

3. 对照液的制备

精密量取标准钙溶液 5.0ml，置 50ml 纳氏比色管中，加水 25ml 使溶解，加氨试液 1ml 与草酸铵试液 5ml，摇匀，放置 1 小时。

4. 观察结果

同置黑色背景上，自上而下观察，比较产生的浑浊，作出判断。

五、结果判断

若样品管的颜色浅于对照管，则判为"符合规定"；否则判为"不符合规定"。

任务 7-8 重金属检查

一、知识储备

重金属影响用药安全或药物的稳定性，必须进行限量检查。由于药物在生产过程中遇到铅的机会较多，铅在体内又易蓄积中毒，故检查时以铅为代表。《中国药典》（2020 年版）规定的重金属检查法有三种。

第一法称为硫代乙酰胺法，适用于无需有机破坏，在酸性条件下溶解的无色药物中的重金属检查。第二法称为炽灼后硫代乙酰胺法，适用于含芳环、杂环以及难溶于水、稀酸及乙醇的有机药物中的重金属检查。第三法称为硫化钠法，适用于难溶于稀酸，但能溶于稀碱的药物，如磺胺类、巴比妥类药物。

二、任务描述

取炽灼残渣项下遗留的残渣，依法检查（通则 0821 第二法），含重金属不得过百万分之五。

三、检验准备

1. 检验器具

高温炉（温度准确度及波动度均不得过±25℃）、坩埚、坩埚钳、通风柜、分析天平（分度值0.1mg）、加热设备、干燥器（内置干燥剂）。

2. 试剂试药

硝酸、盐酸、氨试液、酚酞指示液、醋酸盐缓冲液（pH3.5）、标准铅溶液、硫代乙酰胺试液。

四、操作过程

1. 样品溶液

取该品种炽灼残渣检查项下的遗留残渣，加硝酸0.5ml，蒸干至氧化氮蒸气除尽后，放冷，加盐酸2ml，置水浴上蒸干后加水15ml，滴加氨试液至对酚酞指示液显微粉红色，再加醋酸盐缓冲液（pH3.5）2ml，微热溶解后，移置乙管中，加水稀释成25ml，作为乙管。

2. 对照溶液

取配制供试品溶液的试剂，置瓷皿中蒸干后，加醋酸盐缓冲液（pH3.5）2ml与水15ml，微热溶解后，移置纳氏比色管中，加标准铅溶液一定量，再用水稀释成25ml，作为甲管。

3. 加入试液

在甲、乙两管中分别加入硫代乙酰胺试液各2ml，摇匀，放置2分钟。

4. 观察结果

同置白纸上，自上向下透视，观察甲、乙管中显出的颜色。

五、结果判断

供试液管所显浑浊浅于对照液管，判为"符合规定"；否则，判为"不符合规定"。

任务7-9 微生物限度检查

同项目二"吡喹酮原料药检验"项下"任务2-11"。

项目考核

一、知识考核

（一）单选题

1. 蔗糖作为药用辅料使用，不可用作（　　）。
   A. 黏合剂　　　　B. 增溶剂　　　　C. 甜味剂　　　　D. 崩解剂
2. 下列属于非还原性糖的是（　　）。
   A. 麦芽糖　　　　B. 乳糖　　　　　C. 蔗糖　　　　　D. 果糖

3. 药物杂质限量常用的表示方法有（　　）。
   A. 百分之几　　　B. mol/L　　　C. 千分之几　　　D. μg
4. 杂质检查中，常以（　　）代表重金属。
   A. 锌　　　B. 铜　　　C. 铅　　　D. 汞
5. 药典规定的一般杂质检查不包括的项目为（　　）。
   A. 硫酸盐检查　　　　　　　B. 氯化物检查
   C. 含量均匀度检查　　　　　D. 重金属检查
6. 炽灼残渣检查时，除另有规定外，供试品的取用量一般为（　　）。
   A. 1.0g　　　B. 1.0～2.0g　　　C. 2.0g　　　D. 2.0～3.0g
7. 重金属检查中，加入硫代乙酰胺时溶液控制最佳pH值为（　　）。
   A. 2.5　　　B. 3.0　　　C. 3.5　　　D. 4.0
8. 若炽灼残渣留作重金属检查，则炽灼温度应在（　　）。
   A. 400～500℃　　　B. 350～450℃　　　C. 500～600℃　　　D. 700～800℃
9. 硫酸盐检查的条件是（　　）。
   A. 稀盐酸　　　　　　　　　B. 稀硝酸
   C. 稀硫酸　　　　　　　　　D. 醋酸盐缓冲液（pH3.5）
10. 重金属检查是（　　）。
    A. 检查药物中非挥发性无机杂质　　　B. 控制药物中有色杂质
    C. 加稀盐酸和过硫酸铵　　　　　　　D. 加硫代乙酰胺试液

（二）判断题

（　）1. 蔗糖分子中没有半缩醛羟基，有旋光性，但无变旋现象。
（　）2. 蔗糖在酸性条件下能水解，水解产物具有还原性。
（　）3. 测定旋光度时配制溶液与测定应调节温度至25℃。
（　）4. 药用辅料的微生物限度检查应符合要求。
（　）5. 药用辅料是包含在药物制剂中的物质，也属于活性成分。

（三）做案例

某药厂化验室接到一批辅料蔗糖的检验任务，化验员称取蔗糖试样5.000g，用蒸馏水溶解后，稀释为50.00ml，20℃时，用2dm旋光管装供试液，测得旋光度为+12.0°。

1. 本批蔗糖的比旋度为多少？是否符合要求？
2. 蔗糖的纯度如何？

二、技能考核

按照表7-2进行技能考核，贯穿项目全过程。

表7-2　蔗糖综合检验技能考核评价标准

评价项目		评价标准	分数
预习（10分）		检验方案设计符合规范	5
		观看操作视频和教学视频	5
准备(10分)		试剂、器具准备齐全,器具选用合理	10
操作(50分)	性状检查(2分)	观察记录正确	2
	化学鉴别(3分)	操作规范,结果正确	3

续表

评价项目		评价标准	分数
操作(50分)	红外鉴别 (8分)	样品片和空白KBr片制备操作规范	3
		参数设置正确,仪器操作规范	3
		图谱比较正确,记录规范,结论正确	2
	溶液的颜色检查 (3分)	检查过程规范流畅	2
		数据记录规范,结果判断正确	1
	硫酸盐检查 (5分)	检查过程规范流畅	3
		数据记录规范,结果判断正确	2
	还原糖检查 (8分)	加热回流操作规范	2
		移液管使用规范熟练,移液正确	2
		滴定操作规范,终点颜色控制恰当,读数准确	2
		数据记录规范,结果判断正确	2
	炽灼残渣检查 (5分)	检查过程规范流畅	3
		数据记录规范,计算正确,结果判断正确	2
	钙盐检查 (5分)	检查过程规范流畅	3
		数据记录规范,结果判断正确	2
	重金属检查 (5分)	检查过程规范流畅	3
		数据记录规范,结果判断正确	2
	微生物限度检查 (6分)	器具、培养基、稀释液等准备充分,灭菌处理得当	2
		检查过程操作规范,无菌意识强	2
		培养、计数、结果判断正确	2
结果(10分)	记录报告(4分)	全检记录与报告整洁规范,书写认真无涂改	4
	检验结果(6分)	结果准确	6
职业素养(10分)		自觉穿戴实验服,遵守实验操作规程和实验室安全管理规程	2
		操作过程系统条理,质量意识、环保意识、无菌意识强	2
		操作各环节能及时记录数据,书写规范,涂改处有签字	2
		操作过程中及时做好各种标识,防止混淆	2
		实验过程台面干净整洁,仪器用完洗刷干净及时归位	2
劳动意识(10分)		实验完毕,自主清理实验台,打扫实验室卫生,做好垃圾分类	10
合计			100

附件　检验记录与检验报告

附件 1-1　原、辅料取样记录

药品检测中心

文件名称		原、辅料取样记录		编码			版本号		第　版
				页数		1/1	实施日期		年　月　日
制定人		审核人		批准人			文件状态		
制定日期		年　月　日		批准日期		年　月　日			
制定部门		质管部		分发部门					

		原辅料取样记录			
指令	品名		批号	数量	kg
	取样数量	全检量_____g(ml)　实取量_____g(ml)	请检单号		
	样品类别	原料□　　辅料□	检验项目	理化检验□　微生物检验□　无菌检验□	
	检验依据		取样依据		
	取样准备要求	盛样容器	塑料袋□　玻璃瓶□ 塑料瓶□	处理方式	清洗　□　　不清洗　□
					灭菌　□　　不灭菌　□
		取样工具	取样吸液管□ 不锈钢勺□	灭菌方法	干燥箱内灭菌:(121℃,1 小时)□
					干燥箱内灭菌:(105℃,4 小时)□
	取样环境	一般区□　层流罩□　洁净取样区□	指令人	指令时间	年　月　日
记录	盛样容器	塑料袋□　玻璃瓶□	处理时间：年　月　日	处理人	
	取样工具	取样吸液管□　不锈钢勺□	处理时间：年　月　日	处理人	
	取样地点	一般区□	层流罩□	洁净取样区□	
	取样过程	供应商		来源批号	
		取样目标量 $n=$_____　件□　箱□　包□　桶□　单件数量=_____kg			
		取样点计算公式	□ 若 $n\leq 3$, 取样件数=_____, 实际取样件数应为_____ □ 若 $n<300$, 取样件数=_____, 实际取样件数应为_____ □ 若 $n\geq 300$, 取样件数=_____, 实际取样件数应为_____		
		取样数量及取样时间	1._____g(ml)___日___时___分；　4._____g(ml)___日___时___分； 2._____g(ml)___日___时___分；　5._____g(ml)___日___时___分； 3._____g(ml)___日___时___分；　6._____g(ml)___日___时___分		
	取样结束	混合样品,封装,并做好标记(品名、规格、批号、取样日期等)□			
		每件复原方式	原件复原□　加密封措施□		
		是否粘贴取样证	是□　否□	粘贴取样证为_____张	
	取样人		送 QC 时间	年　月　日　收样人	

附件 1-2　成品取样记录

药品检测中心

文件名称	成品取样记录		编码		版本号	
制定人		审核人	页数	1/1	实施日期	第　版 年　月　日
制定日期	年　月　日		批准人		文件状态	
制定部门	质管部	分发部门	批准日期	年　月　日		

成品取样记录

指令	品名			批号	
	取样数量	留样取样＿＿＿盒（中盒）			
	样品类别	成品□	检验项目	请检单号 理化检验□　微生物检验□　无菌检验□	
	检验依据		取样依据		
	取样环境	一般区□　层流罩□　洁净取样区□	一般区□	指令人	指令时间 年　月　日 洁净取样区□
记录	取样地点	来源	层流罩□	批号	
		取样目标量 n = ＿＿＿件　箱□　盒□　单件数量 = ＿＿＿盒			
	取样过程	取样点 计算公式	□若 n≤3，取样件数 =＿＿＿＿＿，实际取样件数应为＿＿＿＿＿ □若 n<300，取样件数 =＿＿＿＿＿，实际取样件数应为＿＿＿＿＿ □若 n≥300，取样件数 =＿＿＿＿＿，实际取样件数应为＿＿＿＿＿			
		取样数量及 取样时间	1.＿＿＿盒＿＿＿年＿＿＿月＿＿＿日＿＿＿时＿＿＿分； 2.＿＿＿盒＿＿＿年＿＿＿月＿＿＿日＿＿＿时＿＿＿分； 3.＿＿＿盒＿＿＿年＿＿＿月＿＿＿日＿＿＿时＿＿＿分； 4.＿＿＿盒＿＿＿年＿＿＿月＿＿＿日＿＿＿时＿＿＿分； 5.＿＿＿盒＿＿＿年＿＿＿月＿＿＿日＿＿＿时＿＿＿分；	6.＿＿＿盒＿＿＿年＿＿＿月＿＿＿日＿＿＿时＿＿＿分； 7.＿＿＿盒＿＿＿年＿＿＿月＿＿＿日＿＿＿时＿＿＿分； 8.＿＿＿盒＿＿＿年＿＿＿月＿＿＿日＿＿＿时＿＿＿分； 9.＿＿＿盒＿＿＿年＿＿＿月＿＿＿日＿＿＿时＿＿＿分； 10.＿＿＿盒＿＿＿年＿＿＿月＿＿＿日＿＿＿时＿＿＿分；		
	取样结束	封装，并做好标记（品名、规格、批号、取样日期等）□	原件复原	是□　否□	加密封措施
		每件复原方式			
		是否粘贴取样证	粘贴取样证为＿＿＿年＿＿＿月＿＿＿日＿＿＿张		
	取样人		送 QC 时间		收样人

附件 1-3 外包材取样记录

药品检测中心

文件名称	外包材取样记录		编码		版本号		第　　版
制定人		审核人	页数	1/1	实施日期		年　月　日
制定日期	年　月　日		批准人		文件状态		
制定部门	质管部		分发部门		批准日期	年　月　日	

外包材取样记录

指令	品名		批号		数量	□个 □张 □枚
	取样数量	实取量____ □个 □张 □枚			清检单号	
	样品类别	内包材 □　外包材 □		检验项目	理化检验 □ 微生物检验 □ 无菌检验 □	
	检验依据			取样依据		
	取样准备要求	盛样容器：塑料袋 □		处理方式	擦拭清洁 □	
	取样环境	一般区 □　层流罩 □　洁净取样区 □		指令人		年　月　日
	盛样容器	塑料袋 □		处理时间：　　年　月　日	指令时间	
	取样地点	一般区 □　层流罩 □			处理人	
记录	取样过程			来料批号		洁净取样区 □
		供应商				

续表

外包材取样记录

记录	取样过程	取样目标量 n = _____ 件□ 箱□ 包□ 单件数量 = _____ □个□张□枚
		取样点计算公式: □若 n≤3,取样件数 = _____,实际取样件数应为 _____ □若 n<300,取样件数 = _____,实际取样件数应为 _____ □若 n≥300,取样件数 = _____,实际取样件数应为 _____
		取样数量及取样时间: 1. _____ 个/张/枚 _____ 日 _____ 时 _____ 分; 6. _____ 个/张/枚 _____ 日 _____ 时 _____ 分; 2. _____ 个/张/枚 _____ 日 _____ 时 _____ 分; 7. _____ 个/张/枚 _____ 日 _____ 时 _____ 分; 3. _____ 个/张/枚 _____ 日 _____ 时 _____ 分; 8. _____ 个/张/枚 _____ 日 _____ 时 _____ 分; 4. _____ 个/张/枚 _____ 日 _____ 时 _____ 分; 9. _____ 个/张/枚 _____ 日 _____ 时 _____ 分; 5. _____ 个/张/枚 _____ 日 _____ 时 _____ 分; 10. _____ 个/张/枚 _____ 日 _____ 时 _____ 分
	取样结束	混合样品,封装,并做好标记(品名、规格、批号、取样日期等)□
		每件复原方式: 原件复原□ 加密封措施□
		是否粘贴取样证: 是□ 否□ 粘贴取样证为 _____ 张
	取样人	送QC时间 _____ 年 _____ 月 _____ 日 收样人

附件 1-4 内包材取样记录

药品检测中心

文件名称	内包材取样记录	编码		版本号	第 版
制定人		审核人		实施日期	年 月 日
制定日期	年 月 日	批准人		文件状态	
		批准日期	年 月 日		
制定部门	质管部	分发部门			

内包材取样记录

	品名		批号	
指令	取样数量	全检量___米□个□ 实取量___米□个□	数量	□kg □个
	样品类别	内包材□	请检单号	
	检验依据		检验项目	理化检验□ 微生物检验□ 无菌检验□
	取样准备要求	盛样容器 洁净自封袋□	取样依据	
		取样工具 剪刀□ 直尺□	处理方式	清洗□ 不清洗□
	取样环境	一般区□ 层流罩□ 洁净取样区□	灭菌方法	紫外灯灭菌□
	盛样容器	洁净自封袋□	指令时间	年 月 日
	取样工具	剪刀□ 直尺□		
记录			处理时间: 年 月 日	处理人
			处理时间: 年 月 日	处理人

续表

内包材取样记录

记录	取样地点		一般区 □		层流罩 □		洁净取样区 □
		供应商		来源批号			
	取样过程	取样目标量 $n=$ _____	件 □ 包 □ _____ 单件数量 = _____ kg □ 个 □				
		取样点计算公式	□ 若 $n \leq 3$, 取样件数 = _____, 实际取样件数应为 _____ □ 若 $n < 300$, 取样件数 = _____, 实际取样件数应为 _____ □ 若 $n \geq 300$, 取样件数 = _____, 实际取样件数应为 _____				
		取样数量及取样时间	1. _____ 米(个) _____ 日 _____ 时 _____ 分； 2. _____ 米(个) _____ 日 _____ 时 _____ 分； 3. _____ 米(个) _____ 日 _____ 时 _____ 分； 4. _____ 米(个) _____ 日 _____ 时 _____ 分； 5. _____ 米(个) _____ 日 _____ 时 _____ 分；	6. _____ 米(个) _____ 日 _____ 时 _____ 分； 7. _____ 米(个) _____ 日 _____ 时 _____ 分； 8. _____ 米(个) _____ 日 _____ 时 _____ 分； 9. _____ 米(个) _____ 日 _____ 时 _____ 分； 10. _____ 米(个) _____ 日 _____ 时 _____ 分；			
		混合样品、封装，并做好标记（品名、规格、批号、取样日期等）□					
	取样结束	每件复原方式	原件复原 □	加密封措施 □			
		是否粘贴取样证	是 □ 否 □	粘贴取样证 □			
			送 QC 时间		内包材取样证为 _____ 张		
	取样人			年 _____ 月 _____ 日	收样人		

附件 1-5 成品（铝塑板）取样记录

药品检测中心

文件名称	成品（铝塑板）取样记录		编码		版本号		第 版
制定人		审核人		页数	1/1	实施日期	年 月 日
制定日期	年 月 日		批准人		批准日期	年 月 日	
制定部门	质管部		分发部门		文件状态		

成品（铝塑板）取样记录

	项目	内容
指令	品名	检验取样 成品□ 批号
	取样数量	板 数量
	样品类别	
	检验依据	检验项目 理化检验□ 微生物检验□ 无菌检验□ 请检单号
	取样环境	一般区□ 层流罩□ 洁净取样区□ 取样依据
	取样地点	一般区□ 层流罩□ 洁净取样区□ 指令人 指令时间
记录	来源	批号
	取样目标量 n=	件□ 筐□ 板
	取样点计算公式	□若 n≤3, 取样件数= □若 n<300, 取样件数= □若 n≥300, 取样件数= ；实际取样件数应为 ；实际取样件数应为 ；实际取样件数应为
	取样数量及取样时间	1.　　　　　板　　　　月　　日　　时　　分； 2.　　　　　板　　　　月　　日　　时　　分； 3.　　　　　板　　　　月　　日　　时　　分； 4.　　　　　板　　　　月　　日　　时　　分； 5.　　　　　板 6.　　　　　板　　　　月　　日　　时　　分； 7.　　　　　板　　　　月　　日　　时　　分； 8.　　　　　板　　　　月　　日　　时　　分； 9.　　　　　板　　　　月　　日　　时　　分； 10.　　　　板
取样结束	做好标记（品名、规格、批号、取样日期等）	
	每件复原方式	原件复原□ 加密封措施□
	是否粘贴取样证	是□ 否□ 粘贴取样证为　　　张
	送 QC 时间	年 月 日
取样人		收样人

151

附件 1-6　制剂原辅样料样品及记录收发台账

药品检测中心

品名	批号	样品量	检验标准及项目	批检验记录卡片编号	送样人及日期	收样人及日期	发放人及日期	领用人及日期	记录交接人及日期	接记录人及日期	样品余量	处理人及日期

附件 1-7　制剂样品及记录收发台账

药品检测中心

品名	批号	样品量	检验标准及项目	批检验记录卡片编号	送样人及日期	收样人及日期	发放人及日期	领用人及日期	记录交接人及日期	接记录人及日期	样品余量	处理人及日期

附件　检验记录与检验报告

附件 1-8　包装材料样品及记录收发台账

药品检测中心

品名	进场编号	取样件数	取样量	取样人及日期	收样人及日期	检验标准及项目	批检验记录卡片编号	分样量	发放人及日期	领用人及日期	报告人及日期	接报告人及日期	记录归档人及时间	记录保管人

附件1-9　留样记录

药品检测中心

留样日期	样品名称	批号	规格	送样单位	留样数量	留样地点	送样人	留样人

附件 1-10　留样观察记录台账

药品检测中心

品名	批号	规格	数量	留样日期	观察检验日期	检验用量	剩余量

附件 1-11　留样样品销毁记录

药品检测中心

品名	批号	规格	数量	销毁日期	销毁方式	销毁人	监督人

附件 1-12　取样证、留样证

药品检测中心

取样证

品　　名＿＿＿＿＿＿

规　　格＿＿＿＿＿＿

统一编号＿＿＿＿＿＿

批　　号＿＿＿＿＿＿

取 样 量＿＿＿＿＿＿

取 样 人＿＿＿＿＿＿

日　　期：　年 月 日

留样证

名　称		代　码	
来　源		批　号	
留样日期		留样量	
贮存条件		留样人	

附件2-1 原料药检验记录

药品检测中心
原料药检验原始记录

品名	吡喹酮	规格		有效期	
批号		生产单位		取样日期	
批量		检验项目	全检	检验日期	
检验依据					

【性状】 本品为 _____(应为白色或类白色结晶性粉末)。
结论：_____

溶解度 本品在 _____(三氯甲烷中易溶,在乙醇中溶解,在乙醚或水中不溶)。
结论：_____
称取研成细粉的供试品,于25℃±2℃在一定容量的溶剂中,每隔5分钟强力振摇30秒钟；观察30分钟内的溶解情况,如无目视可见的溶质颗粒或液滴时,即视为完全溶解。

熔点
仪器型号：_____ 仪器编号：_____ 温度(℃)：_____ 相对湿度(%)：_____

序号	初熔温度/℃	终熔温度/℃
1		
2		
3		
4		
5		
平均值		
规定	136～141℃	

结论：_____

【鉴别】 (1)**紫外鉴别**
取本品_____mg,加乙醇制成每1ml中含0.5mg的溶液,照紫外-可见分光光度法(通则0401),在____nm与____nm的波长处有最大吸收。
仪器型号：_____ 仪器编号：_____ 温度(℃)：_____ 相对湿度(%)：_____
规定：在264nm与272nm的波长处有最大吸收。
结论：_____规定

(2)**红外鉴别**
取固体供试品1～2mg,至玛瑙研钵中,加入干燥的溴化钾100～200mg,充分研磨,移至13mm压模中,使铺布均匀,压片机加压,2～5分钟后,取出制成的供试品片,用目视检查应均匀,无明显颗粒。同法制溴化钾空白片。将空白片置于仪器的光路中,在4000cm^{-1}～400cm^{-1}进行扫描,进行空白扣除,将供试品片置于仪器光路中,在4000cm^{-1}～400cm^{-1}进行扫描,录制光谱图。样品的红外光吸收图谱应与对照的图谱(光谱集190图)_____。
仪器型号：_____ 仪器编号：_____ 温度(℃)：_____ 相对湿度(%)：_____
天平型号：_____ 天平编号：_____
规定：本品的红外光吸收图谱应与对照的图谱(光谱集190图)一致。
结论：_____规定

【检查】
1. 酸度
  取本品_____g,加中性乙醇(对甲基红指示液显中性)15ml 溶解后,加甲基红指示液 1 滴与 0.01mol/L 氢氧化钠溶液 0.10ml,显_____。
天平型号:_____ 天平编号:_____ 温度(℃):_____ 相对湿度(%):_____
规定:应显黄色。
结论:_____规定

2. 有关物质
仪器型号:_____ 仪器编号:_____ 温度(℃):_____ 相对湿度(%):_____
天平型号:_____ 天平编号:_____
  流动相制备[乙腈-水(60:40)]:分别量取色谱纯乙腈____ml 及超纯水____ml,置 1000ml 烧杯中,用洁净玻璃棒搅拌均匀,超声 5 分钟,用孔径不大于 0.45μm 的滤膜过滤,超声 10 分钟。
  供试品溶液制备:取本品____mg(20mg),精密称定,置 100ml 量瓶中,加流动相溶解并稀释至刻度,摇匀。
  对照溶液制备(每 1ml 中含 2μg 的溶液):精密量取供试品溶液____ml,置____ml 量瓶中,用流动相定容至刻度,摇匀。
  色谱条件:用十八烷基硅烷键合硅胶为填充剂;检测波长为 210nm;进样体积 20μl。
  精密量取供试品溶液与对照溶液,分别注入液相色谱仪,记录色谱图至主成分峰保留时间的 4 倍。
结果:

序号	保留时间/分钟	峰面积	对照主峰峰面积
杂质 1			
杂质 2			
杂质 3			
杂质 4			
……			
总杂质			

规定:各杂质峰面积的和不得大于对照溶液主峰面积。
结论:____规定

3. 干燥失重
  称取本品 1.0g 置于已在 105℃干燥 30 分钟的扁形称量瓶中,精密称定,在 105℃干燥 1 小时,减失重量不得过 0.5%。
仪器型号:_____ 仪器编号:_____ 温度(℃):_____ 相对湿度(%):_____
天平型号:_____ 天平编号:_____
称量瓶干燥 干燥温度:105℃;干燥时间:____~____;放冷时间:____分钟
称重 瓶(m_1)①____g;②____g
称取样品(m)①____g;②____g
样品干燥 干燥温度:105℃;干燥时间:____~____;放冷时间:____分钟
称重 总重(m_2)①____g;②____g
计算:
$$干燥失重 = \frac{m + m_1 - m_2}{m} \times 100\%$$
结果:_____
规定:减失重量不得过 0.5%。
结论:____规定

4. 炽灼残渣
  取本品 1.0g,精密称定,置已在 500~600℃高温炉中炽灼 30 分钟至恒重的坩埚中,于电炉上缓缓加热至完全炭化,放冷至室温,加硫酸 0.5~1ml 使样品润湿,在电炉上低温加热至硫酸蒸气除尽后,在 500~600℃高温炉中炽灼使完全灰化并炽灼至恒重,遗留残渣不得过 0.1%。
仪器型号:_____ 仪器编号:_____ 温度(℃):_____ 相对湿度(%):_____

天平型号：_____ 天平编号：_____
锅恒重　第一次炽灼温度：___℃;炽灼时间：_____ ~ _____;放冷时间：_____
称重：①_____g；②_____g
　　　第二次炽灼温度：___℃;炽灼时间：_____ ~ _____;放冷时间：_____
称重：①_____g；②_____g
两次称重差值：①_____g；②_____g
称取样品：①_____g；②_____g
样品恒重　第一次炽灼温度：___℃;炽灼时间：_____ ~ _____;放冷时间：_____
称重：①_____g；②_____g
　　　第二次炽灼温度：___℃;炽灼时间：_____ ~ _____;放冷时间：_____
称重：①_____g；②_____g
两次称重差值：①_____g；②_____g

结果计算： $$炽灼残渣 = \frac{残渣重量}{样品重量} \times 100\%$$

规定：遗留残渣不得过0.1%。

结论：____规定

5. 重金属

取炽灼残渣项下遗留的残渣，依法检查(通则0821第二法)，含重金属不得过百万分之二十。

取炽灼残渣项下遗留的残渣，加硝酸0.5ml，蒸干，至氧化氮蒸气除尽后，放冷，加盐酸2ml，置水浴上蒸干后加水15ml，滴加氨试液至对酚酞指示液显微粉红色，再加醋酸盐缓冲液(pH3.5)2ml，微热溶解后，移置纳氏比色管中，加水稀释成25ml，作为乙管；另取配制供试品溶液的试剂，置瓷皿中蒸干后，加醋酸盐缓冲液(pH3.5)2ml与水15ml，微热溶解后，移置纳氏比色管中，加标准铅溶液2ml，再用水稀释成25ml，作为甲管；再在甲、乙两管中分别加硫代乙酰胺试液各2ml，摇匀，放置2分钟，同置白纸上，自上向下透视，乙管中显出的颜色与甲管比较，_____(不深于甲管)。

规定：重金属不得过百万分之二十。

结论：____规定

【含量测定】

仪器型号：_____ 仪器编号：_____ 温度(℃)：_____ 相对湿度(%)：_____
天平型号：_____ 天平编号：_____

流动相制备[乙腈-水(60:40)]：分别量取色谱纯乙腈____ml及超纯水____ml，置1000ml烧杯中，用洁净玻璃棒搅拌均匀，超声5分钟，用孔径不大于0.45μm的滤膜过滤，超声10分钟。

供试品溶液制备：取本品50mg，精密称定，置100ml量瓶中，加流动相溶解并稀释至刻度，摇匀，精密量取5ml，置50ml量瓶中，用流动相稀释至刻度，摇匀。

对照溶液制备：取吡喹酮对照品适量，精密称定，加流动相溶解并定量稀释制成每1ml中约含50μg的溶液。

色谱条件：用十八烷基硅烷键合硅胶为填充剂；检测波长为210nm；进样体积20μl。

精密量取供试品溶液与对照溶液，分别注入液相色谱仪，记录色谱图。

测定数据：

$W_{对}$/mg	保留时间/分钟	$A_{对}$	$A_{对}$(平均)	RSD/%

续表

$W_{样}$/mg	保留时间/分钟	$A_{样}$	含量/%	RD/%	平均含量/%

含量计算过程：

$$含量(\%) = \frac{\dfrac{A_{样}}{A_{对}} \times c_{对} \times D \times V}{W_{样}} \times 100\%$$

相对偏差(RD)计算过程：

规定：按干燥品计算，含 $C_{19}H_{24}N_2O_2$ 应为 98.0%～102.0%。
结论：____规定

【微生物限度检查】
仪器型号：_____ 仪器编号：_____ 温度(℃)：_____ 相对湿度(%)：_____
培养基准备：
  ①胰酪大豆胨琼脂培养基　称取本品____g 至锥形瓶中，加入 100ml 纯化水溶解，摇匀后用牛皮纸包扎瓶口，在 121℃ 高压灭菌 15 分钟，保存备用。
  ②沙氏葡萄糖琼脂培养基　称取本品____g 至锥形瓶中，加入 100ml 纯化水，溶解，摇匀后用牛皮纸包扎瓶口，在 121℃ 高压灭菌 15 分钟，保存备用。
稀释液或冲洗液制备：
  pH7.0 无菌氯化钠-蛋白胨缓冲液　取磷酸氢二钾____g，磷酸氢二钠____g，氯化钠____g，蛋白胨____g，加纯化水 1000ml 溶解，分装至 250ml 锥形瓶(100ml/瓶)中，在 121℃ 高压灭菌 15 分钟，保存备用。
制备供试液：
  用无菌操作技术称取吡喹酮原料药____g(2 个以上独立包装)，至 100ml 灭菌稀释液中，振摇，混匀，作为 1∶10 供试液。

续表

制备培养基平板:
取出事先融化的胰酪大豆胨琼脂培养基和沙氏葡萄糖琼脂培养基,倾注约 15ml 至灭菌平皿中,置操作台上待凝。倾注和放置平皿时切勿将培养基溅到皿边及皿盖上。每种培养基各制备 2 个平皿。

检查:
吸取 1:10 供试液 10ml 至集菌仪中过滤,用 100ml 冲洗液冲洗滤膜,冲洗滤膜 3~5 次。冲洗后取出滤膜,菌面朝上贴于胰酪大豆胨琼脂培养基(需氧菌总数)或沙氏葡萄糖琼脂培养基(霉菌和酵母菌总数)上培养。每种培养基制备 1 张滤膜。

阴性对照制备:
用 1 支 10ml 刻度吸管吸取稀释剂 10ml,按照供试品检查方法过滤至集菌仪中。过滤后取出滤膜,菌面朝上贴于胰酪大豆胨琼脂培养基(需氧菌总数阴性对照)或沙氏葡萄糖琼脂培养基(霉菌和酵母菌总数阴性对照)上培养。每种培养基制备 1 张滤膜。

培养:
需氧菌计数平板倒置于 30~35℃ 培养箱中培养 3~5 天。霉菌和酵母菌计数平板倒置于 20~25℃ 培养箱中培养 5~7 天。

计数:
观察计数,需氧菌总数是指胰酪大豆胨琼脂培养基上生长的总菌落数(包括真菌菌落数);霉菌和酵母菌总数是指沙氏葡萄糖琼脂培养基上生长的总菌落数(包括细菌菌落数)。观察菌落生长情况,点计平板上生长的所有菌落数并计数,计算各稀释级供试液的平均菌落数。

检验结果	需氧菌总数 (胰酪大豆胨琼脂培养基, 30~35℃ 培养 3~5 天)/(cfu/g)			霉菌和酵母菌总数 (沙氏葡萄糖琼脂培养基, 20~25℃ 培养 5~7 天)/(cfu/g)		
	10^{-1}	10^{-2}	阴性对照	10^{-1}	10^{-2}	阴性对照
1			—			—
结果		—			—	
规定	需氧菌总数不超过 2000cfu/g;霉菌和酵母菌总数不得过 200cfu/g					
检验结论	□符合规定　　□不符合规定					

检验者:　　　　　　校对者:　　　　　　审核者:

附件 2-2　原料药检验报告

药品检测中心
吡喹酮检验报告单

报告单编号：

品名		规格		有效期	
批号		生产单位		取样日期	年　月　日
批量		检验项目	全检	检验日期	年　月　日
检验依据		《中华人民共和国药典》2020 年版二部			

检验项目	指标	检验结果	结论
性状	本品为白色或类白色结晶性粉末		
溶解度	本品在三氯甲烷中易溶，在乙醇中溶解，在乙醚或水中不溶		
熔点	136～141℃		
紫外鉴别	在 264nm 与 272nm 的波长处有最大吸收		
红外鉴别	红外光吸收图谱应与对照的图谱（光谱集 190 图）一致		
酸度	应显黄色		
有关物质	杂质峰面积的和不得大于对照溶液主峰面积（1.0%）		
干燥失重	不得过 0.5%		
炽灼残渣	不得过 0.1%		
重金属	不得过百万分之二十		
含量测定	按干燥品计算，含 $C_{19}H_{24}N_2O_2$ 应为 98.0%～102.0%		
微生物限度	需氧菌总数/(cfu/g)		
	霉菌和酵母菌总数/(cfu/g)		

结论：

质检负责人：　　　　　复核者：　　　　　报告者：　　　　　QA 放行人：

附件 3-1 片剂检验记录

药品检测中心
维生素 C 片检验原始记录

品名	维生素 C 片	规格		有效期	
批号		生产单位		取样日期	
批量		检验项目	全检	检验日期	
	检验依据				

【性状】 本品为_____(应为白色或略带淡黄色片)。
结论:_____
【鉴别】 (1)取本品的细粉适量(约相当于维生素 C 0.2g),加水 10ml,振摇使维生素 C 溶解,滤过,滤液照下述方法试验。
①取溶液 5ml,加硝酸银试液 0.5ml,现象为_____(应生成银的黑色沉淀)。
结论:呈____反应
②取溶液 5ml,加二氯靛酚钠试液 1～2 滴,现象为_____(试液的颜色应消失)。
结论:呈____反应
(2)薄层鉴别
温度(℃):____   相对湿度(%):_____
吸附剂:_____   展开剂:_____
点样量:____
供试液的配制:取本品的细粉适量(相当于维生素 C 10mg),加水 10ml,振摇使维生素 C 溶解,滤过,取滤液作为供试液。
对照品溶液的配制:另取维生素 C 对照品适量,加水溶解制成 1ml 含 1mg 的溶液。
测定法:照薄层色谱法(通则 0502)试验,吸取上述两种溶液各 2μl,分别点于同一硅胶 GF254 薄层板上,以乙酸乙酯-乙醇-水(5:4:1)为展开剂,展开后,晾干,立即(1 小时内)置紫外光灯(254nm)下检视,供试品溶液所显主斑点的颜色和位置应与对照品溶液的主斑点相同。
色谱图:

规定:供试品溶液所显主斑点的颜色和位置应与对照品溶液的主斑点相同。
结果:_____
结论:_____规定
【检查】
1. 重量差异检查
天平型号:_____   天平编号:_____
测定法:取供试品 20 片,精密称定总重量,求得平均片重后,再分别精密称定每片的重量,每片的重量与平均片重相比较。(限度:0.3g 以下±7.5%,0.30g 或 0.30g 以上±5%)
20 片重:_____   平均片重:_____
重量差异限度:_____
重量差异限度加倍:_____
测定片重:
_____
_____
规定:超出重量差异限度的不得多于 2 片,并不得有 1 片超出限度的 1 倍。
结果:_____
结论:____规定

2. 崩解时限检查

在规定的液体介质中,崩解溶散到小于 2.0mm 碎粒(或溶化、软化)所需时间的限度。

标准规定:普通口服片剂 15 分钟。[每片均能完全崩解(溶散),判为符合规定;如有 1 片不能完全崩解,另取 6 片复试,各片在规定时限内均能全部崩解,仍判为合格。]

结果:_____

结论:_____

3. 溶液的颜色

取本品的细粉_____g(相当于维生素 C 1.0g),加水 20ml,振摇使维生素 C 溶解,滤过,滤液照紫外-可见分光光度法(通则 0401),在 440nm 的波长处测定吸光度,不得过 0.07。

仪器型号:_____ 仪器编号:_____ 温度(℃):_____ 相对湿度(%):_____

检测波长:_____ 测定吸光度:_____

规定:在 440nm 的波长处测定吸光度,不得过 0.07。

结论:____规定

4. 微生物限度检查

需氧菌总数:_____ 霉菌和酵母菌总数:_____ 大肠埃希菌:_____

规定:需氧菌总数不得超过 10^3 个/g,霉菌和酵母菌总数不得超过 10^2 个/g,大肠埃希菌不得检出。

结论:____规定

【含量测定】

天平型号:_____ _____ml酸式滴定管____号 碘滴定液浓度:_____

测定法:取本品 20 片,精密称定,研细,精密称取适量(约相当于维生素 C 0.2g),置 100ml 量瓶中,加新沸过的冷水 100ml 与稀醋酸 10ml 的混合液适量,振摇使维生素 C 溶解并稀释至刻度,摇匀,迅速滤过,精密量取续滤液 50ml,加淀粉指示液 1ml,用碘滴定液(0.05mol/L)滴定,至溶液显蓝色并持续 30 秒钟不褪。每 1ml 碘滴定液(0.05mol/L)相当于 8.806mg 的 $C_6H_8O_6$。

测定数据:

项目	①	②
平均片重/g		
称样量 W/g		
消耗滴定液体积 V/ml		
含量计算公式		
含量		
相对偏差(RD)		
平均含量		

含量计算过程:

相对偏差(RD)计算过程:

规定:本品含维生素 C($C_6H_8O_6$)应为标示量的 93.0%~107.0%。

结论:____规定

结论:_____

检验者:_____ 校对者:_____ 审核者:_____

附件 3-2　片剂检验报告

药品检测中心
维生素 C 片检验报告单

报告单编号：

品名		规格		有效期		
批号		生产单位		取样日期		年　月　日
批量		检验项目	全检	检验日期		年　月　日
检验依据		《中华人民共和国药典》2020 年版二部				

检验项目	指标	检验结果	结论
性状	本品为白色至略带淡黄色片		
化学鉴别	应呈正反应		
薄层鉴别	供试品溶液所显主斑点的位置和颜色应与对照品溶液的主斑点相同		
溶液颜色	吸光度不得过 0.07		
重量差异	不得过±7.5%		
崩解时限	不得过 15 分钟		
微生物限度	需氧菌总数不超过 1000cfu/g；霉菌和酵母菌总数不得过 100cfu/g；大肠埃希菌不得检出		
含量测定	本品含维生素 $C(C_6H_8O_6)$ 应为标示量的 93.0%～107.0%		

结论：

质检负责人：　　　　　复核者：　　　　　报告者：　　　　　QA 放行人：

附件 4-1　胶囊剂检验记录

药品检测中心
甲硝唑胶囊检验原始记录

品名	甲硝唑胶囊	规格		有效期	
批号		生产单位		取样日期	
批量		检验项目	全检	检验日期	
检验依据					

【性状】
本品为_____(内容物应为白色至微黄色的粉末)。
结论：_____

【鉴别】
(1)化学鉴别
①取本品的内容物_____g(约相当于甲硝唑 10mg),加氢氧化钠试液 2ml,微温,即得_____色溶液(应得紫红色溶液),滴加稀盐酸,边滴边振摇,即变成_____色(应变成黄色),加氢氧化钠试液,至过量,边加边振摇,则变成_____色(应变成橙红色)。
结论：呈____反应
②取本品的内容物_____g(约相当于甲硝唑 0.1g),加 0.5mol/L 硫酸溶液 4ml,振摇使甲硝唑溶解,滤过,滤液加三硝基苯酚试液 10ml,放置后,现象为_____(应生成黄色沉淀)。
结论：呈____反应

(2)高效液相色谱鉴别
结果：_____
规定：在含量测定项下记录的色谱图中,供试品溶液主峰的保留时间应与对照品溶液主峰的保留时间一致。
结论：_____规定

【检查】

1. 装量差异检查
天平型号：_____　　天平编号：_____
　　测定法：取甲硝唑胶囊 20 粒,精密称定 1 粒重量,取开囊帽,倾出内容物,不得损失囊壳,用脱脂棉将囊壳内外拭净,精密称定该囊壳重量,可求出该粒内容物的装量并记录。如此重复操作,测定 20 粒内容物的装量并记录,最后求出平均装量(平均装量为 20 粒装量的平均值),每粒的装量与平均装量相比较。(限度：0.3g 以下±10%,0.30g 或 0.30g 以上±7.5%)

第1粒供试品重		第1粒供试品壳重		第1粒供试品装量	
第2粒供试品重		第2粒供试品壳重		第2粒供试品装量	
第3粒供试品重		第3粒供试品壳重		第3粒供试品装量	
第4粒供试品重		第4粒供试品壳重		第4粒供试品装量	
第5粒供试品重		第5粒供试品壳重		第5粒供试品装量	
第6粒供试品重		第6粒供试品壳重		第6粒供试品装量	
第7粒供试品重		第7粒供试品壳重		第7粒供试品装量	
第8粒供试品重		第8粒供试品壳重		第8粒供试品装量	
第9粒供试品重		第9粒供试品壳重		第9粒供试品装量	
第10粒供试品重		第10粒供试品壳重		第10粒供试品装量	
第11粒供试品重		第11粒供试品壳重		第11粒供试品装量	
第12粒供试品重		第12粒供试品壳重		第12粒供试品装量	
第13粒供试品重		第13粒供试品壳重		第13粒供试品装量	

续表

第14粒供试品重		第14粒供试品壳重		第14粒供试品装量	
第15粒供试品重		第15粒供试品壳重		第15粒供试品装量	
第16粒供试品重		第16粒供试品壳重		第16粒供试品装量	
第17粒供试品重		第17粒供试品壳重		第17粒供试品装量	
第18粒供试品重		第18粒供试品壳重		第18粒供试品装量	
第19粒供试品重		第19粒供试品壳重		第19粒供试品装量	
第20粒供试品重		第20粒供试品壳重		第20粒供试品装量	
				20粒供试品平均装量	

装量差异限度：_____
装量差异限度加倍：_____
结果：_____
规定：超出装量差异限度的不得多于2粒，并不得有1粒超出限度的1倍。
结论：____规定

2. 溶出度检查
溶出度（第一法）
溶出仪型号：_____ 编号：_____
天平型号：_____ 天平编号：_____
仪器型号：_____ 编号：_____ 检测波长：_____

测定法：篮法，以盐酸溶液（9→1000）900ml为溶剂，转速100转/分钟，37℃，经30分钟，取溶出液适量，滤过，精密量取续滤液3ml于50ml容量瓶中，加盐酸溶液（9→1000）稀释至刻度，摇匀，照紫外-可见分光光度法（通则0401），在277nm的波长处测定吸光度，按 $C_6H_9N_3O_3$ 的吸收系数（$E_{1cm}^{1\%}$）为377计算每粒的溶出量。

计算公式： $$溶出度 = \frac{溶出量}{标示量} \times 100\% = \frac{A \times D \times V}{E_{1cm}^{1\%} \times L \times 100 \times W} \times 100\%$$

	A_1	A_2	A_3	A_4	A_5	A_6
吸光度						
溶出度/%						

结果：_____
规定：限度为标示量的80%。
结论：____规定

3. 微生物限度检查
结果：需氧菌总数为_____ 霉菌和酵母菌总数为_____ 大肠埃希菌为_____
规定：需氧菌总数不得超过2000个/g，霉菌和酵母菌总数不得超过200个/g，大肠埃希菌不得检出。
结论：____规定

【含量测定】
仪器：_____ 编号：_____
天平型号：_____ 天平编号：_____
色谱柱：_____
流动相：_____
流速：_____
检测波长：_____ 进样量：_____
测定法：

对照品溶液:精密称取甲硝唑对照品 25mg,置 100ml 量瓶中,加流动相溶解并稀释至刻度,摇匀。
供试品溶液:取装量差异项下的内容物,混合均匀,精密称取适量(约相当于甲硝唑 0.25g),置 50ml 量瓶中,加 50%甲醇溶液适量,振摇使甲硝唑溶解,用 50%甲醇溶液稀释至刻度,摇匀,滤过,精密量取续滤液 5ml,置 100ml 量瓶中,用流动相稀释至刻度,摇匀。
吸取上述两种溶液各 10μl,分别注入液相色谱仪,记录色谱图,按外标法,以峰面积计算含量。
测定数据:

$W_{对}$/mg	$A_{对}$	$A_{对}$(平均)	RSD/%

$W_{对}$/mg	$A_{对}$	回收率/%	RD/%

$W_{供}$/mg	平均装量/g	$A_{供}$	$A_{供}$(平均)	含量/%	RD/%	平均含量/%

计算公式:

$$甲硝唑相当于标示量的百分含量(\%) = \frac{c_{对} \times \dfrac{A_{供}}{A_{对}} \times D \times V}{W_{供}} \times 平均装量 \times 100\%$$

含量计算过程:

规定:本品含甲硝唑($C_6H_9N_3O_3$)应为标示量的 93.0%～107.0%。
结论:＿＿规定
结论:

检验者:　　　　　　　校对者:　　　　　　　审核者:

附件 4-2　胶囊剂检验报告

药品检测中心
甲硝唑胶囊检验报告单

报告单编号：

品名		规格		有效期		
批号		生产单位		取样日期	年　月　日	
批量		检验项目	全检	检验日期	年　月　日	
检验依据		《中华人民共和国药典》2020 年版二部				

检验项目	指标	检验结果	结论
性状	本品内容物为白色至微黄色的粉末		
化学鉴别	应呈正反应		
高效液相色谱鉴别	供试品溶液主峰的保留时间应与对照品溶液主峰的保留时间一致		
装量差异	不得过±10%		
溶出度	标示量的 80%		
微生物限度	需氧菌总数不超过 2000cfu/g；霉菌和酵母菌总数不得过 200cfu/g；大肠埃希菌不得检出		
含量测定	本品含甲硝唑（$C_6H_9N_3O_3$）应为标示量的 93.0%～107.0%		

结论：

质检负责人：　　　　复核者：　　　　报告者：　　　　QA 放行人：

附件 5-1 注射液检验记录

药品检测中心
葡萄糖注射液检验原始记录

品名		规格		有效期	
批号		生产单位		取样日期	
批量		检验项目		检验日期	
检验依据		《中华人民共和国药典》2020 年版二部			

【性状】
外观　本品为_____。
标准规定:应为无色或几乎无色的澄明液体。
结论:____规定

【鉴别】
取本品,缓缓滴入微温的碱性酒石酸铜试液中,现象为_____(应生成氧化亚铜的红色沉淀)。
结论:____规定

【检查】
1. pH 值
pH 计:_____　　校正液温度:____℃　测定溶液温度:____℃
　供试液的制备:取本品____ml(100ml),加饱和氯化钾____ml,摇匀,作为供试品溶液。
　测定:按照酸度计测定规程准备仪器,待稳定后,取 pH1.68 标准缓冲液(批号:_____)与 pH6.86 标准缓冲液(批号:_____)对仪器进行自动校正,使斜率为 90%～105%,漂移值在 0±30mV 或 ±0.5pH 单位之内,再用 pH4.01 标准缓冲液(批号:_____)验证,使仪器示值与标准缓冲液的规定数值相差不大于 ±0.05pH 单位,然后,将电极洗净擦干,取供试液 10ml,放入电极,测定。
结果:_____
结论:____规定

2. 5-羟甲基糠醛
仪器型号:_____　仪器编号:_____　温度(℃):_____　相对湿度(%):_____
　精密量取本品____ml(约相当于葡萄糖 1.0g),置 100ml 量瓶中,用水稀释至刻度,摇匀,照紫外-可见分光光度法(通则 0401),在 284nm 的波长处测定,吸光度不得大于 0.32。
检测波长:_____　测定吸光度:_____
规定:在 284nm 的波长处测定,吸光度不得大于 0.32。
结论:____规定

3. 重金属
供试液制备:取本品____ml 于蒸发皿中,水浴蒸发至约____ml,放冷,平行配制两份供试液。
　硫代乙酰胺试液制备:混合液(由 1mol/L 氢氧化钠溶液 15ml、水 5.0ml 及甘油 20ml 组成)____ml,加硫代乙酰胺溶液____ml,置水浴上加热 20 秒,冷却,立即使用。
　测定:取 25ml 纳氏比色管三支,编号为甲、乙、丙。甲管中加____ml 标准铅溶液与醋酸盐缓冲液(pH3.5)2ml 后,加水稀释成 25ml;乙管中加入一份供试液与醋酸盐缓冲液(pH3.5)2ml 后,加水稀释成 25ml;丙管中加入一份供试液,再加____ml 标准铅溶液与醋酸盐缓冲液(pH3.5)2ml 后,用溶剂稀释成 25ml。在甲、乙、丙三管中分别加硫代乙酰胺试液各 2ml,摇匀,放置 2 分钟,同置白纸上,自上向下透视,比较。
结果:丙管的颜色____甲管,乙管的颜色____甲管。
规定:按葡萄糖含量计算,含重金属不得过百万分之五。
结论:____规定

4. 最低装量
温度(℃):_____　相对湿度(%):_____
　取供试品　3　个,开启时注意避免损失,将内容物转移至预经标化的干燥量入式量筒中(量具的大小应使待测体积至少占其额定体积的 40%),读出每个容器内容物的装量,并求其平均装量。
结果:每个容器的装量分别为____ml、____ml、____ml,平均装量为____ml。
规定:每个容器的装量百分率不少于允许最低装量百分率,且平均装量不少于标示装量。
结论:____规定

5. 渗透压摩尔浓度检查
渗透压摩尔浓度测定仪:_____　温度(℃):_____　湿度(%):_____

首先取适量新沸放冷的水调节仪器零点。取渗透压摩尔浓度为 200mOsmol/kg 标准溶液(批号：_____)与渗透压摩尔浓度为 400mOsmol/kg 标准溶液(批号：_____)对仪器进行校正。然后供试品溶液重复测定两次(每次均重新取样测定)。
结果：供试品溶液的渗透压摩尔浓度为_____mOsmol/kg、_____mOsmol/kg，平均为_____mOsmol/kg。
规定：供试品溶液的渗透压摩尔浓度应为 260～320mOsmol/kg。
结论：____规定

6. 可见异物检查
仪器型号：_____ 编号：____ 光照度：____lx
测定：取供试品____支，依法检查。
其中 玻璃屑：____支   纤维：____支   白块：____支
不合格率(%)＝____%
结果：____可见异物。
规定：供试品 20 支均不得检出。
结论：____规定

7. 不溶性微粒
不溶性微粒仪：_____
测定：在净化工作台上，取供试品____个，用水将容器外壁洗净，小心翻转 20 次，使溶液混合均匀，立即小心开启容器，先倒出部分供试品溶液冲洗开启口及取样杯，再将供试品溶液倒入取样杯中，静置 2 分钟或适当时间脱气泡，置于取样器上。开启搅拌，使溶液混匀(避免气泡产生)，每个供试品依法测定至少 3 次，每次取样应不少于 5ml，记录数据，弃第一次测定数据，取后续测定数据的平均值作为测定结果。每 1ml 中含 $10\mu m$ 及 $10\mu m$ 以上的微粒数不得过 25 粒，含 $25\mu m$ 及 $25\mu m$ 以上的微粒数不得过 3 粒。
结果：≥$10\mu m$　____粒/____ml＝____粒/ml(≤25 粒)
　　　≥$25\mu m$　____粒/____ml＝____粒/ml(≤3 粒)
结论：____规定

8. 细菌内毒素检查
照无菌检查法操作。
规定：每 1ml 中含内毒素的量应小于 0.50EU。
结论：____规定

9. 无菌检查
照无菌检查法操作。
规定：不得检出。
结论：____规定

【含量测定】
旋光仪型号：_____ 旋光仪编号：_____ 旋光管长度：____dm
温度：____℃ 稀释倍数：_____ 标示量：____g/100ml
测定法：精密量取本品适量(约相当于葡萄糖 10g)，置 100ml 量瓶中，加氨试液 0.2ml(10% 或 10% 以下规格的本品可直接取样测定)，用水稀释至刻度，摇匀，静置 10 分钟，在 25℃时，依法测定旋光度(通则 0621)，与 2.0852 相乘，即得供试品中含有 $C_6H_{12}O_6 \cdot H_2O$ 的重量(g)。
测定数据：

项目	1		2	
旋光度(∝)				
平均旋光度($\bar{a}$)				
含量计算公式				
含量/%				
相对偏差(RD)/%				
平均含量/%				

续表

含量计算过程:

标准规定:含葡萄糖($C_6H_{12}O_6 \cdot H_2O$)应为标示量的 95.0%～105.0%。
结果:
结论:＿＿＿规定

结论:

注:如部分参数未用到,请在相应栏目内画"/"。
检验者: 校对者: 审核者:

附件 5-2　注射液细菌内毒素检验记录

药品检测中心
葡萄糖注射液细菌内毒素检验原始记录

室温：　　　　　湿度：

检品名称		生产厂家	
检品规格		生产批号	
检品数量		包装和外观	
检品的细菌内毒素限值		检品的 MVD	
检验依据	☐中国药典(2020 年版) ☐其他：		
鲎试剂标示灵敏度 λ	EU/ml		

项目	供试品管		阴性对照管		供试品阳性对照管		阳性对照管	
	1	2	1	2	1	2	1	2
结果								

结　论	

检验人：　　　　　　　　　　　复核人：

检验日期：

附件 5-3　注射液无菌检验记录

药品检测中心
葡萄糖注射液无菌检验原始记录

室温：　　　　　湿度：

检品名称		生产厂家	
检品规格		生产批号	
检品数量		包装和外观	
检验依据	☐ 中国药典（2020 年版） ☐ 其他：		
供试液 制备	☐ 常规法供试品　　　瓶（支）　　　　毫升 ☐ 非水溶性供试品　　瓶（支）　加乳化剂　（克或毫升） ☐ 其他制备法　　　　瓶（支）		
仪器型号及编号	超净工作台　　　　　　　　　　仪器编号：1101 浮游菌采样器　　　　　　　　　仪器编号：1102 细菌培养箱（35℃）　　　　　　仪器编号：1103 霉菌培养箱（25℃）　　　　　　仪器编号：1104 集菌仪　　　　　　　　　　　　仪器编号：1105 一次性全封闭集菌培养器　　　　型号：PY220　批号：20220101		
培养基制备 及培养条件	硫乙醇酸盐流体培养基　　批号：　　　　配制日期： 培养箱型号：　　　　　　培养温度： 胰酪大豆胨液体培养基　　批号：　　　　配制日期： 培养箱型号：　　　　　　培养温度：		
接种量：　　　　　阳性对照： 　　　　　　　　　阴性对照：			
薄膜过滤法：　　滤膜冲洗液用量_____毫升			

培养时间/天	1	2	3	4	5	6	7	8	9	10	11	12	13	14	阳性对照	阴性对照
硫乙醇酸盐流体培养基																
胰酪大豆胨液体培养基																

结　论	本品按_____无菌检查法检查，结果符合规定。

检验人：　　　　　　复核人：

检验日期：

附件 5-4　注射液检验报告

药品检测中心
葡萄糖注射液检验报告单

报告单编号：

品名	葡萄糖注射液	规格		有效期	
批号		生产单位		取样日期	
批量		检验项目		检验日期	
检验依据		《中华人民共和国药典》2020 年版二部			

检验项目	指标	检验结果	结论
性状	本品为无色或几乎无色的澄明液体		
化学鉴别	应呈正反应		
pH 值	应为 3.2～6.5		
5-羟甲基糠醛	吸光度不得大于 0.32		
重金属	含重金属不得过百万分之五		
细菌内毒素	每 1ml 中含内毒素的量应小于 0.50EU		
无菌	不得检出		
最低装量	应符合规定		
渗透压摩尔浓度	285～310mOsmol/kg		
可见异物	应符合规定		
不溶性微粒	每 1ml 中含 10μm 及 10μm 以上的微粒数不得过 25 粒，含 25μm 及 25μm 以上的微粒数不得过 3 粒		
含量测定	本品含葡萄糖($C_6H_{12}O_6 \cdot H_2O$)应为标示量的 95.0%～105.0%		

结论：

注：如部分参数未用到，请在相应栏目内画 "/"。

检验者：　　　　　校对者：　　　　　审核者：　　　　　QA 放行人：

附件 6-1　沉降菌测试记录

药品检测中心
沉降菌测试原始记录

测试单位		环境温度 /℃	
相对湿度 /%		静压差/Pa	
培养基名称		测试面积 /m²	
培养基批号		培养温度 /℃	
检验项目	沉降菌		
检验依据	《医药工业洁净室(区)》沉降菌的测试方法》(GB/T 16294－2010)		
测试状态			

检验结果 区域	菌数														平均数	级别
	1号平皿	2号平皿	3号平皿	4号平皿	5号平皿	6号平皿	7号平皿	8号平皿	9号平皿	10号平皿	11号平皿	12号平皿	13号平皿	14号平皿		

检验结论	

检验人：　　　　　复核人：

检验日期：

附件 6-2　浮游菌测试记录

药品检测中心
浮游菌测试原始记录

测试单位		环境温度/℃	
相对湿度/%		静压差/Pa	
培养基名称		培养基批号	
测试面积/m²		培养温度/℃	
检验项目	浮游菌		
检验依据	《医药工业洁净室(区)浮游菌的测试方法》(GB/T 16293—2010)		
测试状态			

检验结果：最高浓度　　　　cfu/m³　　　　最低浓度　　　　cfu/m³

采样点编号 No.	洁净度级别	标准	采样速率/(L/min)	采样量/m²	菌落数/cfu	平均浓度/(cfu/m³)

检验结论

检验人：　　　　　　复核人：

检验日期：

附件6-3 悬浮粒子测试记录

药品检测中心
悬浮粒子测试原始记录

测试单位				环境温度/℃		
相对湿度/%				静压差/Pa		
测试面积/m²				粒子计数器型号		
采样量/(L/次)	≥0.5μm			≥5μm		
检验项目	悬浮粒子					
检验依据	《医药工业洁净室(区)悬浮粒子的测试方法》(GB/T 16292—2010)					
测试状态						
检测结果	区域	编号	洁净度级别	悬浮粒子		
				≥0.5μm/(粒/m³)	≥5μm/(粒/m³)	
	平均值					
标准规定						
检验结论						

检验人：　　　　　复核人：

　　　　　　　　　　　　　　　　检验日期：

附件 7-1　辅料检验记录

药品检测中心
辅料蔗糖检验原始记录

品名	蔗糖	规格		有效期	
批号		生产单位		取样日期	
批量		检验项目	全检	检验日期	
	检验依据				

【性状】本品为_____(应为无色结晶或白色结晶性的松散粉末)。
结论：

比旋度　取本品,精密称定,加水溶解并定量稀释制成每 1ml 中约含 0.1g 的溶液,依法测定(通则 0621),比旋度为 +66.3°至+67.0°。
温度(℃)：　　相对湿度(%)：
天平型号：　　天平编号：
仪器型号：　　仪器编号：
供试液的制备：取本品　　g,加水溶解至　　ml,依法测定。
旋光管长度：　　dm
计算公式：$[\alpha]_D^t = \dfrac{\alpha}{\dfrac{m(1-\text{水分})}{v} \times l}$

取样量/g	水分/%	旋光度/(°)	平均值/(°)	比旋度$[\alpha]_D^t$

规定：
结论：

【鉴别】(1)取本品,加 0.05mol/L 硫酸溶液,煮沸后,用 0.1mol/L 氢氧化钠溶液中和,再加碱性酒石酸铜试液,加热,现象为_____(即生成氧化亚铜的红色沉淀)。
结论：呈_____反应
(2)红外鉴别
仪器型号：　　仪器编号：　　温度(℃)：　　相对湿度(%)：
扫描次数：
试样制备方法：
光谱图：

规定：
结论：

【检查】
1. 溶液的颜色
取本品 5g,加水 5ml 溶解后,如显色,与黄色 4 号标准比色液(通则 0901 第一法)比较。
规定：
结果：
结论：
2. 硫酸盐
取本品 1.0g,依法检查(通则 0802),与标准硫酸钾溶液 5.0ml 制成的对照液比较。
规定：
结果：

结论：

3. 还原糖

天平型号：_____；____ml酸式滴定管号：_____；硫代硫酸钠滴定液浓度：_____

取本品 5.0g，置 250ml 锥形瓶中，加水 25ml 溶解后，精密加碱性枸橼酸铜试液 25ml 与玻璃珠数粒，加热回流使在 3 分钟内沸腾，从全沸时起，连续沸腾 5 分钟，迅速冷却至室温（此时应注意勿使瓶中氧化亚铜与空气接触），立即加 25%碘化钾溶液 15ml，摇匀，随振摇随缓缓加入硫酸溶液(1→5)25ml，俟二氧化碳停止放出后，立即用硫代硫酸钠滴定液(0.1mol/L)滴定，至近终点时，加淀粉指示液 2ml，继续滴定至蓝色消失，同时做一空白试验。

消耗的硫代硫酸钠滴定液的体积 $V=$ _____；

空白试验消耗的硫代硫酸钠滴定液的体积 $V_0=$ _____；

二者消耗硫代硫酸钠滴定液的体积差 $V-V_0=$ _____。

规定：二者消耗硫代硫酸钠滴定液(0.1mol/L)的体积差不得过 2.0ml(0.10%)。

结果：

结论：

4. 炽灼残渣

取本品 2.0g，依法检查（通则 0841），遗留残渣不得过 0.1%。

马弗炉型号：　　　天平型号：　　　天平编号：　　　炽灼温度：

第一次坩埚称重（温度：____，时间：____）：____g

第二次坩埚称重（温度：____，时间：____）：____g

样品称重：____g

第一次坩埚+残渣称重（温度：____，时间：____）：____g

第二次坩埚+残渣称重（温度：____，时间：____）：____g

计算公式：炽灼残渣(%)=$\dfrac{残渣+坩埚恒重重量-空坩埚恒重重量}{供试品重量}\times 100\%$

计算结果：

规定：

结论：

5. 钙盐

取本品 1.0g，加水 25ml 使溶解，加氨试液 1ml 与草酸铵试液 5ml，摇匀，放置 1 小时，与钙标准溶液（精密称取碳酸钙 0.125g，置 500ml 量瓶中，加水 5ml 与盐酸 0.5ml 使溶解，加水至刻度，摇匀。每 1ml 相当于 0.10mg 的 Ca）5.0ml 制成的对照液比较。

规定：

结果：

结论：

6. 重金属

取炽灼残渣项下遗留的残渣，依法检查（通则 0821 第二法）。

甲管：取配制供试品溶液的试剂，置瓷皿中蒸干后，加醋酸盐缓冲液(pH3.5)2ml 与水 15ml，微热溶解后，移置纳氏比色管中，加标准铅溶液一定量，再用水稀释成 25ml。

乙管：取该品种炽灼残渣检查项下的遗留残渣，加硝酸 0.5ml，蒸干至氧化氮蒸气除尽后，放冷，加盐酸 2ml，置水浴上蒸干后加水 15ml，滴加氨试液至对酚酞指示液显微粉红色，再加醋酸盐缓冲液(pH3.5)2ml，微热溶解后，移置乙管中，加水稀释成 25ml。

在甲、乙两管中分别加入硫代乙酰胺试液各 2ml，摇匀，放置 2 分钟，同置白纸上，自上向下透视，观察甲、乙管中显出的颜色。

规定：

结论：

7. 微生物限度检查

需氧菌总数：　　　霉菌和酵母菌总数：　　　大肠埃希菌：

规定：需氧菌总数不得超过 10^3 个/g，霉菌和酵母菌总数不得超过 10^2 个/g，大肠埃希菌不得检出。

结论：_____规定

检验者：　　　　　　校对者：　　　　　　审核者：

附件 7-2　辅料检验报告

药品检测中心
蔗糖检验报告单

报告单编号：

品名		规格		有效期	
批号		生产单位		取样日期	
批量		检验项目	全检	检验日期	
检验依据			《中华人民共和国药典》(2020 年版) 四部		

检验项目	指标	检验结果	结论
性状	本品为无色结晶或白色结晶性的松散粉末		
比旋度	比旋度为＋66.3°至＋67.0°		
化学鉴别	应呈正反应		
红外鉴别	本品的红外光吸收图谱应与蔗糖对照品的图谱一致		
溶液颜色	如显色，与黄色 4 号标准比色液比较，不得更深		
硫酸盐	不得过 0.05％		
还原糖	不得过 0.10％		
炽灼残渣	不得过 0.1％		
钙盐	不得过 0.05％		
重金属	不得过百万分之五		
微生物限度	需氧菌总数不超过 1000cfu/g；霉菌和酵母菌总数不得过 100cfu/g；大肠埃希菌不得检出		

结论：

质检负责人：　　　　　复核者：　　　　　报告者：　　　　　QA 放行人：

项目考核答案

项目一　取样、分样与留样

一、知识考核
（一）单选题
CBDDC　　CC
（二）判断题
答案：√√√√√
（三）多选题
1. ABCDE　　2. ABCD　　3. ABCD　　4. ABCD　　5. ABCD　　6. ABDE

项目二　吡喹酮原料药检验

一、知识考核
（一）单选题
BDADB　　CCBBC　　BCBDD　　AACDD
（二）判断题
答案：√√√××　　√√×××

项目三　维生素C片检验

一、知识考核
（一）单选题
DDBAA　　CABAC　　AABAD　　CDAAA
（二）判断题
答案：×√√√×　　×√√√√

项目四　甲硝唑胶囊检验

一、知识考核
（一）单选题
BABCB　　DBBAB　　CCAAD　　AAABA
（二）判断题
答案：√√×√√　　×√√××

项目五　葡萄糖注射液检验

一、知识考核
（一）单选题
DADBA　　DACCB　　BDADA　　AABAA

(二) 判断题

√√√××　　√×××√

项目六　洁净室（区）环境监测

一、知识考核

(一) 单选题

DCEAE　　BACBD

(二) 多选题

ABCDE　　ABCD　　BCDE　　BCD　　ABCDE

(三) 判断题

答案：×√√√×　　√√√×√

项目七　蔗糖检验

一、知识考核

(一) 单选题

DCACC　　BCCAD

(二) 判断题

答案：√√×√×

参 考 文 献

[1] 国家药典委员会编. 中华人民共和国药典 [M]. 2020年版. 北京：中国医药科技出版社，2020.
[2] 张海丰，杜学勤. 药品分析检验实验操作技术 [M]. 北京：中国科学技术出版社，2023.
[3] 张宝成，訾少锋. 药品检验综合实训 [M]. 南京：东南大学出版社，2023.
[4] 王金香. 药品质量检验实训教程 [M]. 北京：化学工业出版社，2011.
[5] 中国食品药品检定研究院. 中国药品检验标准操作规范 [M]. 2019年版. 北京：中国医药科技出版社，2019.